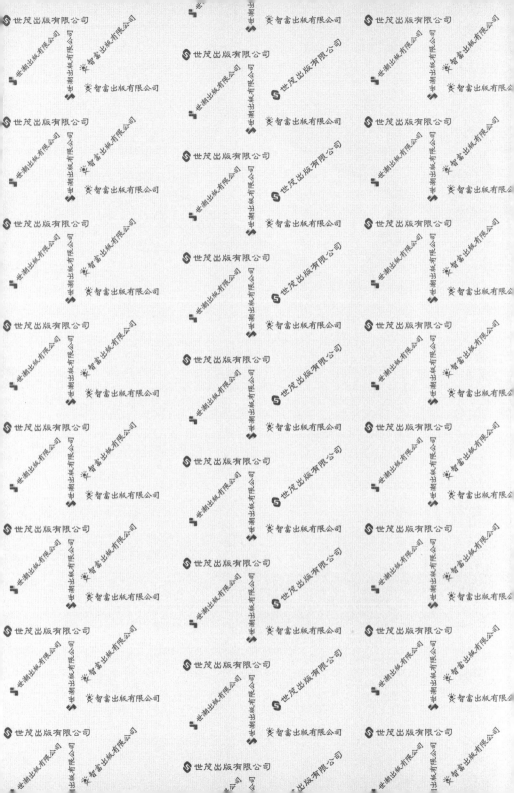

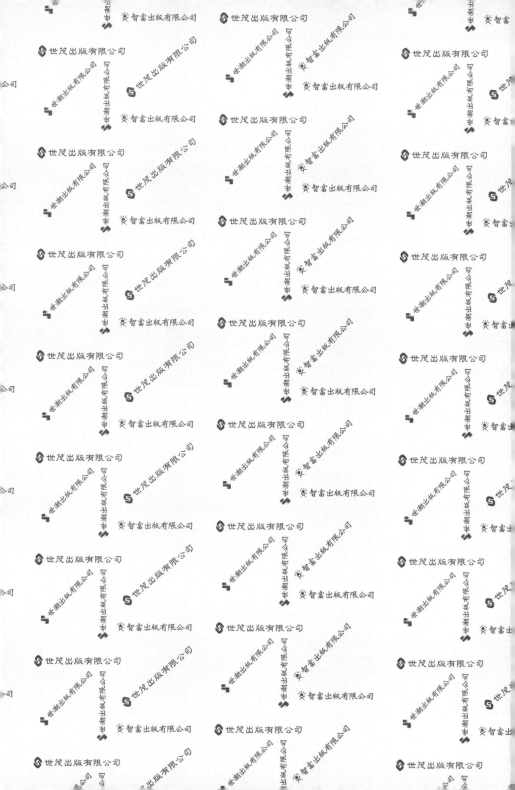

IBS(過敏性腸症候群)を治す本

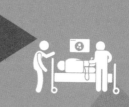

過敏的腸子

日本大腸內視鏡權威醫師的大腸按摩法,
徹底解決體質過敏問題

兩萬次大腸鏡

四種大腸按摩法

腸子過敏體質

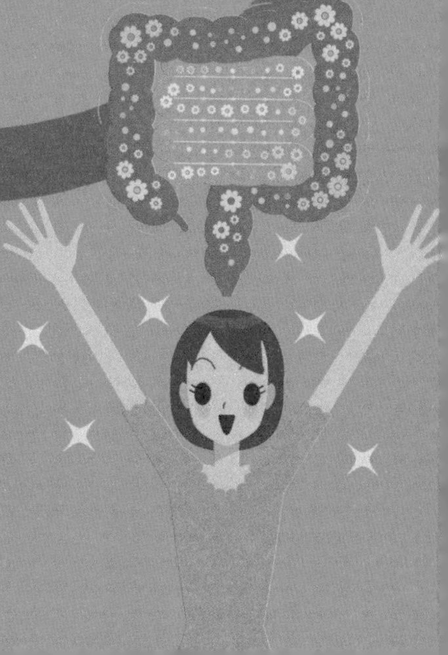

日本大腸內視鏡權威
水上健 醫師◎著

李喬智◎譯

前言

翻閱本書的讀者，想必是深受腹瀉或便秘之苦，或者可能是被醫師診斷為腸躁症患者。

腸胃不適，對患者本身來說，是極為困擾的事情，然而周遭的人恐怕很難體會這種感覺。再者，大多數的人都認為「腸躁症並不會危及性命」，這個想法是現實狀況，連醫師也不例外。也就是說，腹瀉及便秘等腸躁症狀，對患者來說影響至關重大，但是就醫師的角度來看卻不是這樣，因此在患者與醫師之間的想法，產生了極大落差。

說起來，從前我對腸躁症也是興致缺缺。原本我的醫療專業科目是內視鏡檢查，因此一直以來都在研究如何不造成患者的負擔，讓大腸內視鏡檢查的過程更加簡化、更輕鬆。最後，我得到「換水法」的研究成果：先將水注入大腸，藉以排出空氣，再將內視鏡插入直腸。透過這個方法，可讓內視鏡順利滑入大腸。如今歐美地區已經有非常多醫療院所開始採用這種「換水法」，不過，在我最早提出「換水法」的時候，日本並沒有那麼普及。

到底是為什麼呢？研究內視鏡的過程中，造就了如今我與腸躁症結下不解之緣的契機。事實上，即使是用換水法，還是有些患者難以順利完成檢查。我在施行內視鏡檢查的過程中，因為患者不需要施打麻醉劑，所以檢查時可以與患者即時對話。與許多患者談話的經驗，促使我發現會來接受內視鏡檢查的人，幾乎都深受便秘或腹瀉之苦，另外也得知許多患者過去都曾有類似的腸胃症狀。

這些患者幾乎都有一個共通經驗，就是過去曾在其他醫院接受檢查，醫師告知他們身體並沒有異常狀況。

接受內視鏡檢查本身並不是一件簡單的事情，患者由於感覺到自己身體的異常才會來作內視鏡檢查。因此我決心要好好處理腸躁症，這就是投入研究的起點。

以腸躁症來講，在治療的過程中必須要根據患者本身的體質，對症下藥，因此我提出「應用內視鏡檢查」以進行正確判斷的結論。只要能找到正確方法，那麼患者甚至可以自己在家自行治療，甚至有很大的機會可以從病症中徹底解脫。

這幾年來，我獲得日本媒體介紹及報導的頻率大增，許多初次來找我看診的患者會跟我說：「看了電視上水上醫師的說明之後，心裡頓時豁然開朗。以前我在接受內視鏡檢查時痛苦得不得了，所以想找您，麻煩您幫我做檢查。」

罹患腸躁症，病患個人施行自我控制的程度，也是我所謂的一種「體質」問題。我將藉著本書向腸躁症患者介紹可以自己施行的治療方式。

治療腸躁症其實並不困難，請務必根據自己的體質，找出最好的治療方式，並藉此恢復健康快樂的生活。

目錄

第1章 我從腸躁症畢業了

第2章 認識腸躁症

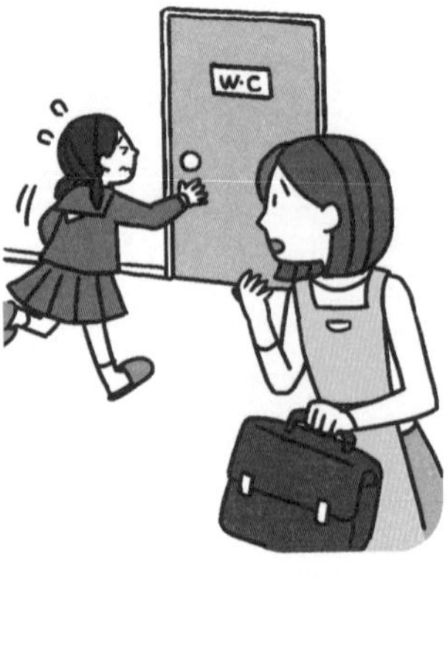

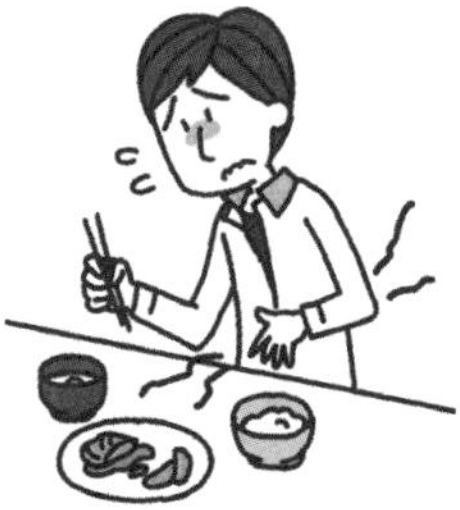

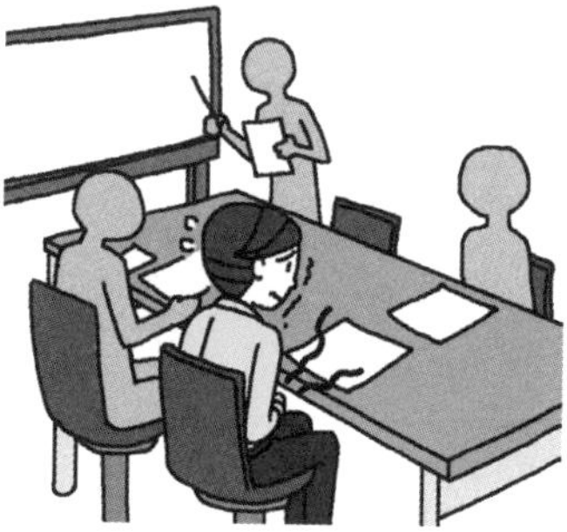

第3章

腸躁症確診之前

第4章

正確治療腸躁症

第5章

腸躁症的大腸按摩法

第 1 章

我從腸躁症畢業了

克服腸躁症的案例

CASE 1

壓力型腸躁症

深受腹痛及腹瀉之苦，連最愛的棒球都不得不放棄

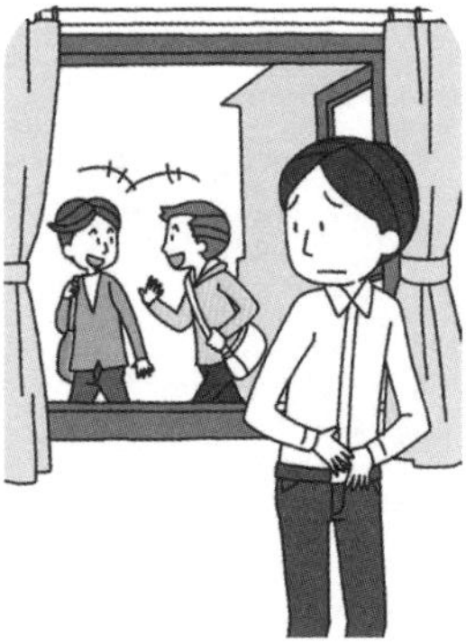

A同學從小學開始，腸胃的健康狀況一直虛弱，國中時期也受到原因不明的胃腸道症狀所困擾，直到上了高中，在棒球方面遭受重大挫折，進而引發腸躁症。發病期間，A同學變得幾乎難以搭乘公車和捷運上下學，但在排除了「體質原因」之後，開始慢慢恢復健康。

小學時代就很喜歡打棒球，總是精力充沛的模樣，雖然腸胃健康虛弱，但還是快樂地度過了小學階段。

我的兒子（A同學）從小學就加入棒球隊，說起來他就是個喜歡打棒球的淘氣小男孩。小學高年級時，球隊代表學校參加縣市大賽，他還被委以重任，擔任投手。

兒子的個性很開朗，喜歡逗同學笑，當然私底下也有幼稚的一面。就在縣市大會比賽開打前，他開始慌慌張張地一直跑廁所。

現在回想起來，兒子一緊張就會出現肚子疼、腹瀉的症狀，恐怕就是從那時候開始的。總之我們家人逕自認為他就是個「腸胃不好的孩子」。

上了國中，疲勞不斷累積，原本以為孩子需要休息兩、三天，沒想到長達一個月。

升上國中之後，這孩子還是進入了棒球隊，每天的生活都繞著棒球打轉。因為就讀的學校以棒球隊實

力堅強著稱，所以在練習方面也非常嚴格而辛苦。可能是因為過度勉強，國中一年級時的秋天，身體的疲憊終於擊垮，最後不得不向學校請假在家休養，沒想到激烈的腹痛及腹瀉就此找上門。

那時候我們都認為兒子應該只是「因為太勞累了，所以影響了腸胃狀況」，因此隔天早上，我還到附近的綜合醫院去拿了「胃腸藥」。我和兒子都覺得這個狀況應該兩、三天就可以好轉，然而醫師卻說：「因為目前還不知道發病的主因，所以請斷食一個禮拜之後再做一次檢查。」就這樣直接辦理住院。從大腸內視鏡開始，兒子做了各式各樣的檢查，每一項檢查都耗費了不少時間，所以時程上拖了許久，導致住院的時間整整延長到一個月。儘管如此，依舊查不出確切原因，最後只能轉診到大學附屬醫院。

不過，在大學附屬醫院仍舊沒找出原因。

在那段期間裡，兒子沒有特別接受什麼治療，未來該怎麼辦我們也沒有任何頭緒，就這樣回到了日常生活的軌道上，也繼續投入自己最愛的棒球。幸好，腸胃狀況漸有起色，才不至於對生活造成太大影響。

腸胃道的狀況演變到，開始影響最喜歡的棒球。

雖然說什麼事都沒發生，但終究還是住院了一個月，所以我們拜託教練先讓他從輕量的練習開始做起。然而，教練認為兒子「並沒有生病」，所以一出院就把他登錄在參賽名單中。可惜，住院導致兒子的體能狀況下滑，表現無法達成教練的要求，氣得教練大罵：「你又沒生病，為什麼會這麼軟弱無力呢！」便直接將他從先發名單中剔除。對於兒子因為腸胃不適而煩惱不已的狀況，教練根本完全都不了解。無論如何，兒子還是非常喜歡打棒球，所以還是勉強自己跟著球隊一起練習，這也導致他的腸胃道狀況每況愈下，嚴重的時候甚至還會一天拉肚子好幾次，讓他感到困擾不已。

不過，隔年棒球隊換了一個教練來帶領，兒子也趁此機會回到了先發陣容。這一年，球隊在頗具規模的大賽中獲得優勝，而且腸胃也幾乎都沒有異樣，每天都開開心心地到學校去上課，快樂地享受著打棒球的樂趣。

也是在那一年，我充分感受到兒子對棒球的熱愛程度，以及棒球對於兒子身心狀況的巨大影響。

進入高中，最喜歡的棒球，卻讓他遭受沉重打擊，從此變得一蹶不振。

國中畢業後，兒子進入當地以棒球隊戰績優異而聞名的高中就讀，當然他毫不猶豫地選擇加入棒球隊，繼續過著與棒球為伍的日子。

辛苦的努力有了代價，兒子在國一就獲得提拔，遴選進入先發名單之中，但這也成了病情急速惡化的肇因。在縣市大賽的大舞台上，兒子犯下了令人難以置信的失誤，導致球隊被逆轉並吃下敗仗。原本他就是一個敏感而纖細的人，說難聽一點就是「膽小怕事」，因此在碰到這等大事時，內心的失落程度可想而知，甚至還打算要就此放棄棒球了。幸虧，球隊裡的隊友以及教練紛紛給他鼓勵，他才能夠重新再站起來。那段時期的腸胃狀況相對來說倒是平靜無事。

然而，比賽結束後兩個月左右，有個惡意中傷的傳聞傳到了我兒子耳裡，說的是關於上次上場的失誤。結果過沒幾天，兒子就因為嚴重的腹痛住院了。

當時在醫院依然找不出病因，所以住院幾天後又轉往大學附屬醫院。為了做深入檢查，兒子不斷地重複著出院及住院的日子，高中一年級所剩的時間，就在這樣的情況下過去了。沒有安排接受檢查的時候，他也常會因為腹痛或是拉肚子而向學校告假，即使去了學校，也有泰半的時間躺在保健室休息。那年的十一月以來，幾乎都請了病假，直到隔年四月，升上高中二年級時，診斷報告才終於出爐。

原來，兒子是罹患了腸躁症。

拉肚子和腹痛症狀，導致幾乎無法上學。

大學附屬醫院的醫師說：「雖然腸胃道並沒有發炎反應，但是大小腸的蠕動速度非常快，因此研判恐怕是腸躁症惹的禍。」

從高一住院開始算起已經過了大半年，如果再把國中時期也算進去，可以說徒然耗費了好多年，最後才終於首度被確診為腸躁症。

那時候我跟兒子都想：「總算知道病因是什麼了，接下來只要接受治療，對症下藥就可以了吧。」但沒想到這僅是另一個苦難的開端而已。

為了治療腸躁症，醫師介紹了我們住家附近的一間身心科診所，兒子在診所接受診療並拿了處方藥物，但卻沒有得到令人滿意的效果，不僅拉肚子和腹痛的次數沒有減少，而且一旦肚子痛起來，不管用什麼止痛藥物都沒辦法舒緩。

看到兒子蹲在地上用力壓著自己的肚子，我趕忙也把手伸了過去，立刻就感受到他的肚子變得僵硬，肯定痛得不得了，我光只是摸著就覺得很難受了。

另外，雖然醫師告知我們病因，但卻沒有任何深入說明，只是藥物種類越來越多而已，甚至還有一包藥裡頭含有多達十幾顆藥物的紀錄，倒在攤開的手掌上滿滿都是。

就算兒子努力按時吃藥，症狀還是沒有任何改善，嚴重的時候甚至好幾天都只能躺在床上動彈不得，當然也沒辦法上學。如果症狀稍微舒緩，兒子就會說：「我明天應該可以去學校吧。」說完還開開心心地去準備上學用品，然而當我抱著祈禱的心情迎向隔天的清晨，往往等待著我的總是一再的失望。一到早上，兒子的情況就又急轉直下，嚴重的腹痛及腹瀉再次糾纏著他，於是只好再向學校請假……就這樣周而復始、一日過一日。

慢慢的，兒子開始過著日夜顛倒的生活，甚至還自暴自棄說：「反正不管做什麼都沒辦法好起來，那就算了，我也不想管了。」聽起來他也沒有意願把力氣用在治療方面了。這樣當然不行，所以我斥責了他許多次，過程中兩人難免有所爭執。雖然我總是會對狀況不佳的兒子說：「無論如何都要好好加油！」但其實我自己也感到很痛苦。

如果是因為學校太遠，那我們就搬到學校附近吧！

進入暑假之後，兒子的情況仍舊沒有任何好轉的跡象。這時，我與丈夫便針對疾病的因應對策以及兒

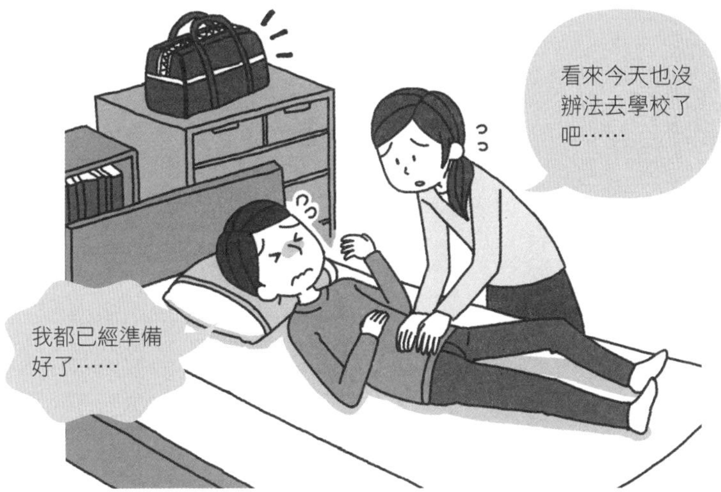
看來今天也沒辦法去學校了吧……
我都已經準備好了……

子的未來，展開一次深入的討論。我們兩人都認為棒球是兒子心理上最強力的支柱，在這一點上我們看法相同。雖然說起來可能有點奇怪，但我們都感受得到，比起讓兒子能夠重新回到學校上課，可以回學校繼續打棒球，對他來說才更重要。

原本從家裡到兒子上的高中，開車差不多要一個小時。以現在兒子的情況來說，搭電車上下學是不可能的，但由我們開車接送非常耗時，負擔不算小。因此，我們就趁著下學期開學的時候，在學校的正前方租了一間公寓，全家都搬了進去。

換個環境，之後想打棒球不用再千里迢迢趕路，我們認為這樣做對兒子的病情應該會有幫助——等於算是豪賭一把。

可惜的是，儘管搬了家，兒子的症狀還是沒有好轉，依舊沒辦法好好去上課。不過倒也不算白費力氣，因為級任導師和棒球隊的好朋友們，不論白天或傍晚都很常來家裡探望兒子。原本兒子長時間幾乎都足不出戶的，因此朋友們可以來看看他、跟他說說話，對他來說是很大的鼓勵。

「壓力是疾病的肇因」嗎？談談兒子的壓力。

那段時間，我每天最重要的工作，就是閱讀腸躁症相關書籍，或是在網路上搜尋相關的資訊。因為想多參考其他醫師的意見，所以我還曾帶著兒子到其他縣市醫療機構就診。然而，不管去到多少間醫院、看過多少資料，對於症狀的說明都大同小異，結論大多是：「腸躁症是與壓力息息相關的疾病。」這也讓兒子產生很大的反彈。我想這是因為他不想承認自己的脆弱吧。

就我的角度來看，的確兒子有不足的地方，病情之所以會惡化，應該也是棒球比賽的壓力所造成的。但另一方面我又想，難道光是壓力就可以把人搞成這樣嗎？這是我心中一個極大的疑問。

兒子自己非常希望能夠再回去打棒球，期待自己的身體能夠恢復健康，可以上場比賽。對他來說，棒球是他力求復原的動力。

棒球是一種壓力，更是一種心靈的支持力量。面對這種「棒球迷」，我實在沒有辦法說出：「棒球是你的壓力來源，你就放棄，別打了。」

避開壓力的來源，就有機會可以恢復健康——像這樣的意見，對我們家來說是不可能做到的。

醫師表示「腸躁症是體質造成的」，這句話讓兒子的表情出現變化。

在這樣的情況下，我搜尋到久里濱醫療中心網站上所寫的腸躁症及便秘等相關資訊。在該網站上所陳述的症狀說明中，最讓我感到振奮的是完全沒有提到「壓力是腸躁症的肇因」等字眼。因此我想，或許這間醫院能夠真正了解兒子的痛苦之處。坐而言不如起而行，我馬上帶著兒子到久里濱醫療中心就診。當時已經十二月了，也就是說兒子受到腸躁症的影響而沒辦法好好去學校念書的情況，已經過了一整年了，直到現在才找到久里濱，真是不容易啊，我心想。

到了久里濱醫療中心，跟水上醫師說明完兒子的詳細狀況，他便回應說：「A同學之所以會罹患腸躁症，是因為體質上容易受壓力影響，進而讓腸胃道產生蠕動過快的問題，這一切並不是單純由壓力所造成。」另外水上醫師還問：「他是從小就經常在充滿壓力的環境下成長的嗎？」我立刻回應：「的確如此。」

水上醫師表示：「在大學附屬醫院裡的醫師們，自己也有很多腸躁症患者，這並不是罕見的疾病。或許也可以說，越是優秀的人，越容易被腸躁症纏身。」

聽到水上醫師的說明，兒子的表情瞬間變得不再憂愁，終於有撥開雲霧見青天的感覺。

一直以來身旁的人都說兒子的病症是壓力造成的、是他自己太脆弱了才會這樣，所以總是規勸他要調適心情，這些話讓他非常反彈，凡此種種的心結，看來總算因為醫師的一席話而撥開雲霧了。「體質是主要的原因。」這句話瞬間就攻破兒子的心防，他似乎變得能夠接受一切，準備好好對抗疾病了。

當然，累積多年的症狀不可能因為一句話就馬上治好，但是兒子回到家之後，立刻自己打電話給級任導師，說明了看診的經過，看樣子是準備好要開始向前邁進了。

過了兩個月，時序來到二月，為了討論處方用藥，我們再次回到久里濱醫療中心就診。水上醫師一看到兒子平時所吃的藥有那麼多，大驚失色地說：「吃這麼多藥也太辛苦了吧！」於是將藥的種類從十二種降到僅剩兩種。從那時候起，兒子不必服用抗憂鬱藥物，生活也慢慢回到正常軌道。

雖然兒子在高中二年級一整年都被腸躁症占據，但是由於春假時努力補習，並補足缺課時數，竟然還是順利升上三年級。

重新回到高中，甚至回歸棒球隊！

升上高中三年級之後，兒子可以到學校上課的日子慢慢地增加了，如果沒有因病早退，還會在放學之後到棒球隊一起參與練習。可以重新回到棒球場上的喜悅一直縈繞在他的心中。

儘管如此，長達一年半的空窗是沒辦法輕易填補的，最後一年的大會比賽，他連候補名單都沒辦法擠進去，我以為他一定會很不甘心，不過他本人對此卻沒有任何怨言。就這樣，他平平靜靜地看完了夏季的棒球大賽。暑假結束之後，我們搬離學校前面的公寓，回到了自己的家。

那一陣子因為以前所吃的處方用藥還有剩，所以兒子根據自己的狀況只拿出Irribow（鹽酸雷莫司瓊）服用，我們都認為他的身體應該已經趨於穩定了。

雖然之後陸續還是有肚子不舒服的情況發生，但已經不會像從前一樣臥床不起、什麼都做不了。他似乎完全能夠掌控自己的身體狀況，如今兒子已經搬出去獨立，不再需要我們在旁照顧。

在兒子搬出去的那一天，送他出門之後我回到家，看到桌上有一封兒子寫的信。

信裡面寫到他到現在仍舊希望自己沒有患上這種病症，不過他認為這就是命運的安排，同時也是他所必須要面對的試煉。在周遭的親朋好友幫助之下，他成功跨越了病痛的困擾，從今以後他希望自己能夠進而幫助身邊的人。

看了這封信，我清楚感受到兒子在患病的過程中真的成長了許多，並且也知道他已經從這個階段順利畢業了。腸躁症是體質所引起的，所以應該沒有辦法完全治癒，雖然如此，但我相信兒子的未來一定沒問題的，這是我第一次產生這樣的感覺。

沒有選擇放棄真是太好了！

回想起兒子與疾病纏鬥的那些日子，我真的非常慶幸他並沒有選擇放棄。聽了水上醫師的話之後，他不再自暴自棄，反而開始透過自己的感覺持續去探詢答案，這真的太好了。

詢問醫師意見，或是聽取其他專業人士的建議，都需要勇氣，而且說不定還會擔心跟醫師的關係變得不好。不管怎麼說，要把疾病治好終究並不是靠醫師，而是要靠我們自己，在面對任何疾病時，都應該要有堅強的意志力。

CASE 2

大腸脫垂型腸躁症

罹患大腸脫垂型腸躁症的B同學，不得不經常向學校請假

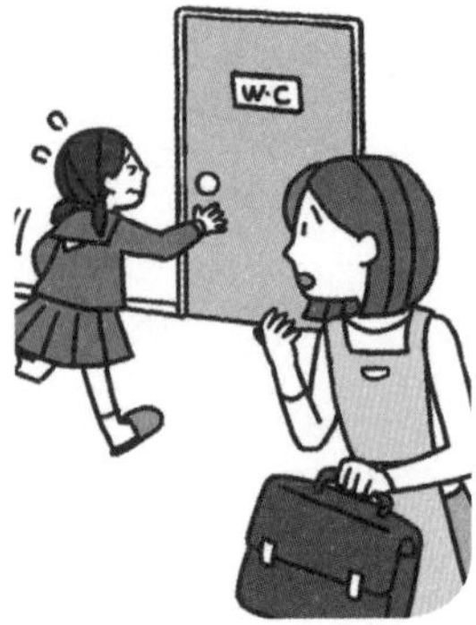

小學的時候開始，B同學的肚子會突然劇烈疼痛，甚至還會拉肚子。透過腹部X光檢查後，醫師的診斷是「大腸脫垂造成便秘，並伴隨腹瀉」。藉著腹部的按摩，症狀慢慢有了改善。

某一天，早上突然發病……

女兒（B同學）從小就坐不住，是個活潑好動的女孩。進入小學就讀之前，我曾送她去學過芭蕾舞，進入小學之後，她被選為排球隊隊員。每天都很努力，在學校幾乎都沒有休息，胃口很好、睡眠充足，活動量也很大。像這樣再平凡不過的小學生活，每天都持續著。

然而，就在小學五年級的那個冬天，有一天女兒突然把自己關在廁所裡好久都沒出來。那天早上，我一如往常地在同樣的時間叫女兒起床，然後開始準備早餐，可是過了許久都還沒看到女兒的身影。我擔心地在家裡找來找去，最後才發現原來女兒在廁所裡。

我敲了敲門問她怎麼了，她只說：「我的肚子好痛。」

打電話給學校幫女兒請好假之後，我就一面等著女兒出來，一面思考她到底是怎麼了。結果，那天她直到接近中午才從廁所出來，整整在裡頭待了四個小時。從廁所出來的時候，令人意外的是她一臉輕鬆愉快的表情。原本我以為女兒看起來應該會慘不忍睹吧……沒想到她的臉色和表情都跟平常一樣。當時她笑著說：「我的肚子好痛，一直拉個不停，怎麼都停不下來，所以覺得好煩喔，不過現在終於沒事了。」看到她這個樣子，反倒讓我感到有些生氣，我明明那麼擔心呀！

那天我準備了輕食讓她當午餐，不過腹痛的情況似乎並沒有再發生。說不定只是偶然吃壞了肚子，且已經不要緊了，所以我也就放下心來。畢竟女兒看起來還是像以往一樣活力十足。

每天都要在廁所裡待五個小時，都快變成沒有馬桶活不下去了。

沒想到隔天一早，女兒又把自己關進了廁所，這次在裡頭待了兩個小時，所以上學遲到，而且下課回到家又進廁所裡待了一個小時。更糟糕的是，吃完晚餐後她又去了廁所，這一上又是一個小時。

從那天起，女兒每天都在強烈的腹痛中度過，煩人的腹瀉一直糾纏著她，讓她困擾不已。每次拉完肚子從廁所出來時，因為感到輕鬆多了，所以她看起來總是開開心心的，然而很快肚子又會痛起來，再次回到廁所裡一待又是好久好久。

有一次她一早起來就在廁所待了五個小時，當然也有一、兩個小時就出來比較快的情形，可是往往後續還得再去兩、三次。不論如何，一天平均下來就是必須待在廁所裡五個小時左右。

由於一整個星期女兒都沒有好轉的跡象，所以我便帶她去診所求診，拿回一些止瀉劑以及整腸藥，不過吃了之後都沒有什麼效果。後來，因為一直好不了，所以我又去找了醫師諮詢，沒想到醫師說：「小孩子拉肚子是常有的事，只要沒拉超過三個禮拜，都還算正常。」

說不定只是「吃壞肚子」而已，我心裡這麼想。不過，每天五個小時必須寸步不離守在馬桶旁邊拉肚子，當然會影響到學業，所以診所醫師說的話我怎麼樣都無法接受，只好趕快帶著女兒到不遠的綜合醫院掛腸胃科。

在大醫院看診之後，服用的藥似乎有些改變，但是可惜同樣沒有收到任何效果。將近兩個月的時間，女兒的症狀完全沒有改善，就這樣，在幾乎都沒有去上課的情況下升上了六年級。

我除了擔心她每天拉肚子，也擔心她會不會變成拒絕上學的孩子。我想起女兒在拉肚子的情況變得如此嚴重之前，曾因朋友交往關係搞得心煩意亂，因此我猜想起因會不會是心理方面的問題呢。

結果大醫院的醫師告訴我：「因為找不出確切的病因，所以沒辦法處理。」並介紹我轉診到久里濱醫療中心找水上醫師。

醫師表示「大腸脫垂」，這是什麼？

非常幸運的，我立刻順利掛到久里濱醫療中心的門診號碼。進入診療室的時候，有點期待又有點不安。如果來到這裡卻還是找不出原因，該怎麼辦呢……結果沒想到，水上醫師看了腹部X光片之後，說出了一個我聽都沒聽過的病名。

「這是大腸脫垂型腸躁症。」

「大腸脫垂……蛤？」

「也就是跟大腸的構造有關。我想你們的問題就是這麼來的。以這種症狀來說，一開始的起因是便秘，沒辦法順利排出的大便，在大腸裡堆積，讓大腸因而拉長，結果導致大便更難排出，最後造成大腸脫垂。當然心理方面的壓力應該多多少少也有點影響。但不管怎麼說，雖然可能必須花上一點時間，不過最後一定會痊癒的。」

對我來說，不論是腸躁症或是大腸脫垂，都是從來沒聽過的病。但是既然前一個醫師說「因為找不出確切的病因，所以沒辦法處理」，而現在正式的診斷出爐，我終於能夠安心許多。

水上醫師說「一定會痊癒」，宛如替我打了一劑強心針。這是每個人天生大腸形狀不同所造成的，所以也只能接受。不過，因為知道跟大腸的形狀有關，所以也知道治療的重心該放在什麼地方——這一席話彷彿為我的身體注入了無比的力量。

一定可以痊癒，但是復原之路必須慢慢走。

水上醫師經過詳盡的診斷之後，除了指導我們大腸按摩的方法之外，也建議女兒平常要多做些適度的運動。因此，發病之後暫停的芭蕾舞以及排球，都讓她恢復參加。可惜的是，儘管都特地想要恢復原狀，但女兒一到現場就把自己關進廁所裡，根本沒辦法參加練習，而且一回家也是一直蹲廁所蹲到錯過練習時間，這種情況也不少，可以說症狀一點都沒有好轉。

至於大腸按摩方面，原本我們決定每天早上及睡前都必須按摩，但是每到晚上，她總是還沒躺到床上就已經睡著了，而早上起床又急急忙忙地忘記必須按摩大腸……實際狀況就是如此。當我跟她確認：「妳今天按摩了嗎？」她大多時候都是回說：「啊，我忘記了。」可能是因為按摩起來並不舒服，所以女兒也一直沒有認真看待這件事。

這是天生的大腸形狀所造成的，所以只能接受，病因我能夠理解，但症狀卻一直都沒有減緩，更糟糕的是，女兒總是一副無關緊要的模樣，我變得越來越擔心，要是她變成「拒絕上學的孩子」那該怎麼辦！因此，每當她把自己關進廁所，我幾乎都會責罵她。

然而，就算我不分青紅皂白地責罵，症狀也不可能因此轉好，只能說做我的女兒真的很可憐。

回診的時間為一個月一次，再度回診時，醫師說：「我在處方籤中添加了モニラック（乳果糖製劑），這是可使大便變軟的藥物。如果大便持續推積在腸道中，會越來越難排出，所以無論如何，最重要

暑假開始之後，母女兩人心情都平靜許多，開始一起認真做腹部按摩。

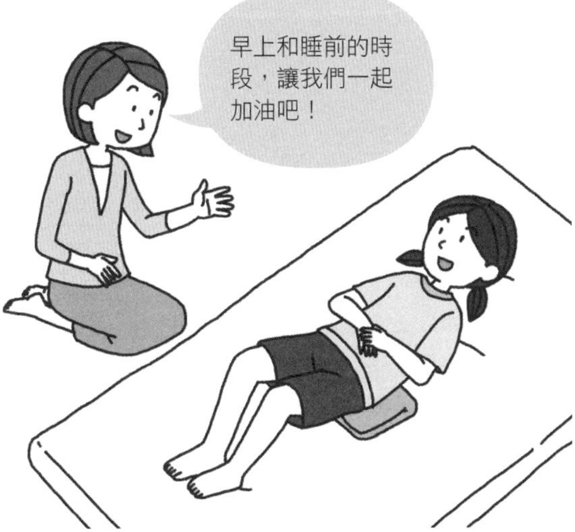

的就是不要讓肚子累積宿便。」平時的日常生活要一直持續進行大腸按摩，也必須適度運動，不過身為母親，我只能在一旁守護著，內心當然非常焦急。

醫師說：「雖然可能必須花不少時間，可是一定會慢慢好轉的喔。」這樣的鼓勵，無論是對女兒或是對我來說，都是最好的特效藥。

同心協力，努力堅持到底，我們組成母女肚肚按摩隊。

因為女兒的腹瀉症狀變得越來越嚴重，所以遲到及請假的情況越來越多，想要趕上學校的教學進度非常不容易，慢慢地有些學校想要告知家長的情況，女兒會忘記傳達，忘東忘西的情況也屢見不鮮。理所當然地，她與朋友之間的共同話題越來越少，情緒上的壓力也逐漸升溫，就在這樣的情況下，暑假來臨了。

好不容易可以暫時不用去上學，身為媽媽的我，也從上學的壓力中獲得解放，總算可以跟家人一起悠閒度日。

放假日常時間突然變多，所以我跟女兒會在早上及晚上睡前一起做肚子的按摩。如果叫她自己動手做，根本沒辦法養成習慣，然而一旦有人在旁邊跟她一起做，彷彿就受到了激勵，不僅動作都做得很正確，而且可以堅持下去。

撥雲見日，終於有好轉跡象！

暑假結束，女兒再次回復到每天必須得和拉肚子症狀搏鬥的日子，不過，讓我感嘆地說：「啊啊，今天待在廁所的時間短很多呢！」等情況倒是越來越多，看來她的確一點一滴慢慢在進步。然而，現在回頭去看，雖然多少會想說「那個時期的確有在進步」，但真相其實是「昨天上廁所的時間很短，沒想到今天就又不行了」，當下我們並沒有察覺這種一進一退的狀況。

直到十一月的某一天，我才突然注意到女兒的症狀……的確比春天時還好得多了。像以前一樣一蹲廁所就好幾個小時的日子慢慢減少了，一個禮拜有一半以上不會上學遲到，也幾乎都不曾再向學校請假了。

本來我的心裡總是想說「不可能辦得到」，但慢慢地越來越有信心，甚至開始認為說不定「真的可以就此痊癒」。

女兒自己也是如此，不僅說：「腹部按摩好像真的讓我好很多耶！」並且開始認真定時替自己按摩，不會再動不動就忘記。看到她的症狀獲得改善，我當然感到非常開心，而她自己也改變了，開始展現出「一定可以治好」的決心，讓我備感欣慰。

原本回診的時間是每兩個月一次，後來當時醫師說：「情況已經越來越好了，所以應該可以減少回診的次數。」這無疑是證實了女兒的確恢復健康，我簡直是喜不自勝。

升學所產生的壓力，全家一起面對。

讓整個家坐困愁城的「漫漫長冬」終於畫下句點，美好的春天終於來臨。從那時候開始，一直到小學畢業為止，女兒都沒有再發生遲到的情形，就連畢業典禮也不例外。國中開學典禮當天，女兒一如往常地去上廁所，並且很快就出來了，我想她已經完全恢復正常。

看著女兒每天都元氣十足的模樣，所有家人的心情也全都一掃陰霾，在女兒受到病魔糾纏時，或許她自己並沒有察覺，但其實我們所有人都因為她的身體狀況而陷入低潮，幸好現在已經完全改變。

在病況嚴重的時候，女兒不但對自己感到自卑，而且對於許多事情全都不敢積極爭取。不過，現在大不相同了，她變得很積極、很努力，而且她本人也說自己現在都能夠餘裕地掌控生活節奏。我可以確實地感覺到她因為對抗病魔的過程而成長不少。

現在女兒每三到四個月到醫院回診一次即可，水上醫師說：「因為大腸型態的問題讓B同學感到腹痛，而連帶產生的壓力會讓疼痛的情形更加惡化。不過，透過正面迎戰的方式對抗疾病，現在已經改善許多了吧。可惜的是，大腸脫垂的事實並沒有因此消失，今後也請務必持續做腹部按摩，並且要記得適度運動。」只要能夠維持正常生活，那麼大腸脫垂這件事就不會帶來太大的負擔。

女兒直到現在都還維持著按摩腹部的好習慣，想到一開始她老是會「不小心就忘記了」，就很慶幸當時全家人都在身邊給她最溫暖的支持。

大腸脫垂，是一種必須一輩子和平相處的疾病。

大腸脫垂是天生的體質，腸躁症若是因此而起，那麼恐怕一輩子都擺脫不了，當然也必須花很長的時間才能與其和平相處。特別是像我女兒那樣，突然之間就陷入病症之中，對患者本人及家屬來說都非常難以接受，只能盡量讓自己正常度日。

整體治療時間說不定會很漫長，並且也會不時懷疑自己到底是不是痊癒了，因而感到異常不安。我也曾經被不安與焦慮的情緒淹沒，對女兒百般苛責。

儘管如此，全家人還是要想著「一定可以治得好」。我希望女兒從今以後可以與腸躁症作朋友。不用那麼勉強沒關係的。只要在你不想做的事情上，稍微努力堅持一下就行了。

CASE 3

膽汁性腹瀉型腸躁症

生活完全受到症狀支配的C先生，嚴重的腹瀉

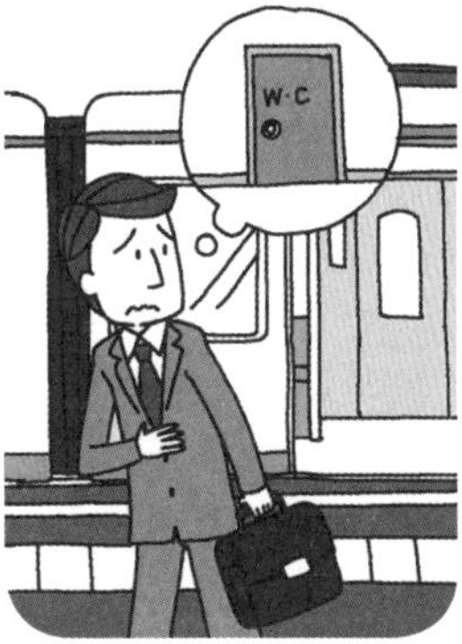

二十八歲的時候開始，C先生就經常拉肚子，情況變得越來越嚴重，所以他不僅對於搭電車非常抗拒，如果沒有廁所的地方也不敢去，在生活上造成許多不便。這樣的日子整整過了十年，才終於被診斷出來是罹患了膽汁性腹瀉型腸躁症。

原本對健康頗有自信，但沒想到卻每況愈下……

我很喜歡打籃球，所以學生時代理所當然有空就打，進入社會之後也找了興味相投的朋友組成球隊，休假日就聚在一起練習或是參加比賽。雖然日常工作非常繁忙，但我卻從來沒有為自己的體力或健康擔心過。

然而，就在邁入二十八歲之際，我的身體狀況開始出現警訊。早上起床之後立刻在便意的驅使下衝進廁所，結果等著我的是嚴重的腹瀉——這就是所謂的警訊。不過，一開始我還不以為意，想著：「是因為昨天晚上喝酒的關係嗎？」

那時候我曾購買市售的止瀉藥來服用，很快就收到了良好的效果，往往在吃過早餐之後，就把剛起床時的腹瀉情況忘得一乾二淨。老婆跟我說：「你還是去醫院檢查一下比較好吧。」但我卻自以為一切都不用擔心，輕鬆回應道：「沒問題的啦，我自己可以控

制得了。」所以朋友約了喝酒我依然一定會到，到海外出差的辛苦任務我也照接不誤。

可是，拉肚子的情況卻越來越嚴重了，不但次數增加，而且一天會有三、四次感覺到強烈的便意。更糟糕的是，因為我的症狀是拉肚子，所以一旦感受到便意，就不得不趕緊跑廁所，不然恐怕會來不及。這樣的日子一天天持續著，連我自己都感覺到「這可不太尋常啊」！

醫師說「沒有異狀」，讓我感到放心許多，但沒想到這卻是錯誤方向的開始。

那一陣子，公司同事知道了我的身體狀況，關心地說：「像你這樣持續一直拉肚子，該不會是生病了吧？」聽到他這麼說，我便到住家附近的綜合醫院掛胃腸內科，接受醫師檢查。

在醫院照過胃及大腸的內視鏡之後，還接受了大大小小各項檢查，不過結果並沒有發現什麼異常狀況。那時候醫師告訴我：「你應該是罹患腸躁症了吧。」

第一次聽到這個病名讓我感到有些驚訝，不過我記得醫師隨即補充道：「不會有什麼可怕的疾病潛藏在你體內的。」讓我感到安心許多。看完診之後，我拿到了整腸劑及ポリフル（Polycarbophil calcium），不過可惜的是服藥的效果沒辦法維持很長的時間，所以我後來就放棄了，不再去醫院看診。

當時我的工作非常有趣，而且我認為非常有價值，因此經常努力工作到深夜才回家，直接就住在公司的情況也是所在多有。這樣的生活方式對健康來說當然不是很好，累積而來的壓力影響到身體的自律神經，所以才會導致拉肚子，這就是我給自己的解釋，我用這樣的方式來接受自己的身體狀況。

嚴重的腹瀉症狀依舊持續，尤其是早上起床就拉肚子的情況越來越多，不過我總覺得這並不是無法克服的問題，因此還不至於對生活及工作造成重大影響。

五年來，我幾乎隨時都在煩惱跑廁所的事情。

就這樣過了五年左右，症狀開始急轉直下，在此之前我總是會去買市售的止瀉劑來服用，而止瀉劑也的確都會在關鍵時刻發揮效用，然而漸漸地效果越來越弱，後來甚至變成連增加服用劑量也沒有任何反應了。

拉肚子的衝動越來越嚴重，不僅會在早上來襲，其他時段也完全不放過我，開會的時候、吃飯的時候，我經常會丟下一句「不好意思我離席一下」，然後便一個箭步衝到廁所去。

在這樣的情況下，想好好地處理工作變得越來越不容易，需要同事幫更多的忙，而且有時候就連日常的應對進退也讓我備感困擾。我並沒有意識到自己是「累積了過多的心理壓力」，反而開始覺得自己應該是體力已經超出負荷。

幸虧，因為我在工作上一直都相當努力盡責，所以某種程度上來講可以自行調整工作進度，於是那段時期我便盡量避免將工作上的會議排在早上，這是為了不要讓糟糕的身體狀況影響到工作進度所做的調整，可以這麼做真的對我幫助很大。

更讓我感到窩心的是，上頭同意我可以開車上下班，這真是讓我可以繼續工作的重要關鍵。不過說起來，我那時候恐怕是已經患了「搭車恐懼症」，即使沒有任何便意，還是會不停擔心著「如果趕不及在下一班車到站前趕到該怎麼辦……」整個腦袋都被不安的想法占據，最後導致完全沒辦法搭車通勤。

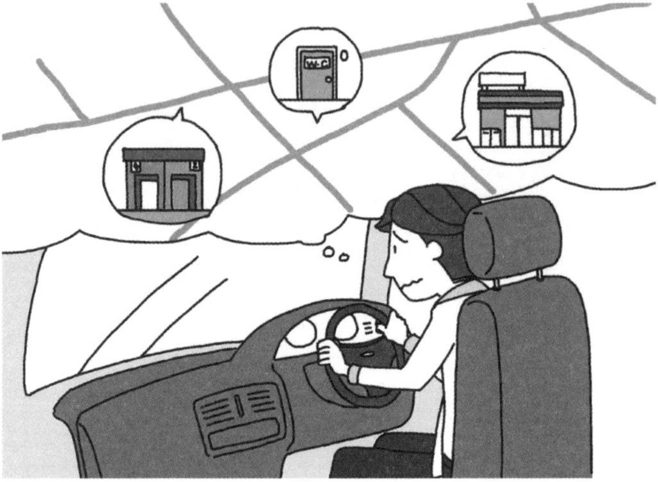

然而，自己開車的話就安心多了，因為一旦想要拉肚子，只要把車停下來趕快去找廁所上就可以了。當然，也不是這麼簡單就可以高枕無憂了。在開車的過程中，我還是得時常搜尋便利商店，所以甚至還在經常往來的道路上製作了專屬的「廁所地圖」，無論開在哪個路段，腦海中總會閃現附近的廁所位置。

藥物的有效期限，每次只有兩個星期。

當然，我的症狀不可能說消失就消失，甚至漸漸到了不得不正視的程度，因此我就先到附近的腸胃內科診所看診。在診所裡我第一次拿到「イリボー（Irribow）」這個處方藥。

沒想到這個藥還真的挺管用的，事隔多年我總算拉出了固體狀的大便，那時候，我真的好開心、好開心啊……當然，因為是跟大便有關的事情，所以這種喜悅的心情也沒辦法跟其他人分享。我到現在都還記得，當時自己一個人一直盯著大便看的心情。

想拉肚子的次數急速銳減，我好不容易終於感受到「原來健康的感覺這麼好」，只可惜，藥物的效果只維持了兩個星期。

好不容易大便變成固體狀，沒想到又開始一點一點崩壞，同時上廁所的次數也慢慢開始增加。醫師除了給我這種藥，還多增加了止瀉劑，後來甚至劑量也提升了，但終究還是沒有好轉的跡象。過了幾個月之後，診所醫師對我說：「你的症狀我們已經幫不上忙了。」連醫師都束手無策舉白旗了。

短暫的「兩個星期神奇時光」，之後還陸續間歇性地出現，我到其他的醫療院所求醫，嘗試過各式各樣的藥物，一開始總是能顯現效果，但經過兩個禮拜就又打回原形。結果，幾乎所有的醫師都是在幾個月之後就宣告投降……如此反反覆覆，幾年時光就這樣過去了。

長期嚴重拉肚子，導致無法過正常的家庭生活。

由於拉肚子的情況實在太過頻繁，所以別說我最喜歡的籃球，就連日常的休閒活動，我都沒辦法好好享受。看著同事們開開心心地去國外旅行，或是參加國內的巴士團旅遊，雖然內心感到非常羨慕，但是我壓根都沒想過要參與。由於飛機在起降的時候，或是搭乘巴士前往下個目的地的時候，等於就是被關在一個密室裡沒辦法去上廁所，那對我來說無非是最難熬的酷刑。

只要一吃東西，就會讓我想拉肚子，喝茶也一樣，所以在工作時我幾乎都讓自己處於絕食狀態。

同事們發現我的異狀，紛紛問我：「不吃點東西不餓嗎？」但對我來說，拉肚子的痛苦遠超過餓肚子好幾倍，沒吃東西不過是小事，根本不足掛齒。

唯一可以讓我好好享用食物的地點，就是自己家裡。加班到深夜之後回到家，最期待的事情就是可以吃到妻子親手做的料理，每每想到，總是會讓我嘴角上揚。但其實真正的原因是，只有在家我才可以毫無顧忌地去上廁所拉肚子。每天都到深夜才吃下唯一的一餐，這對身體健康來說，當然會造成莫大的負擔。

對於我的毛病，家人都能夠理解，而只要能夠開車，我就有辦法長時間待在外頭南來北往，所以其實我們家還挺常一起出去吃飯或旅行的。不過對我來說，到外面用餐或遊玩，幾乎都沒有什麼樂趣可言，因為品嘗美味的料理是出去玩的亮點，但我卻覺得索然無味，而且小孩總是會一臉擔心地問：「爸爸，你不怕跑廁所嗎？」身為一個父親，這實在是教人難以忍受啊。

有一次我問一個朋友：「一般來說，身體健康的人一個月大概會拉幾次肚子啊？」結果他回答：「沒什麼特別狀況的話一個月拉不到一次吧。」這樣的答案讓我大受打擊。我從來不知道原來一般人幾乎不會拉肚子，但我卻仍舊持續著異常的拉肚子生活。

對病症感到厭煩，對未來充滿不安，因此轉往身心科求診。

當我在幾間醫療院所來來去去的時候，就曾經有不少醫師建議我：「到身心科去看看吧。」但因為我一開始抱持著偏見，認為「去看身心科就等於承認自己意志力薄弱」，所以一直抗拒著。

然而，隨著症狀越來越嚴重，生活步調幾乎被徹底打亂，所以我想不能再這樣逞強了。

深夜裡，我常會突然驚醒，心裡想著「身體搞成這樣，未來該怎麼辦？」然後就再也睡不著。「如果我失去了現在的工作，抱著病體恐怕也很難再找到新工作，所以無論如何都不能讓自己被開除。」這樣的想法讓我重新振作起來，並且更努力投入工作。

不過，其實主管和下屬對於我的身體狀況都非常了解，所以我根本不需要擔心會失業。儘管如此，我的內心依舊充滿不安，甚至到了自己無法控制的程度。於是我想，好吧，就去看看身心科吧。

初次到身心科報到時，醫師開了抗憂鬱的藥物給我，我把目前所服用過的藥物一一拿出來跟抗憂鬱藥組合在一起，並且試著改變劑量，花了一段時間做了許多錯誤的嘗試之後，我終於發現イリボー搭配抗憂鬱藥對我來說是最有用的，前前後後花費將近一年的時間才終於得到這個結論。

找到正確用藥之後，每個月拉肚子的次數大幅降到五、六次，白天時令人難以忍受的強烈便意也幾乎不會找上門。

只是，因為過往經歷太多次「兩個星期的神奇時間」，所以我也不確定這次是不是真的能夠撐下去。好希望自己恢復健康啊，我滿懷著期待在網路上搜尋關於腸躁症的資料，終於在久里濱醫療中心的網站上，看到跟我的病症幾乎一模一樣的患者分享自己的心得。

這名患者提到「コレバイン（CHOLEBINE）」這個藥非常有效，所以我也想嘗試看看，於是便到久里濱醫療中心求診。

終於享受到不再需要定點找廁所的正常生活。

第一次在久里濱醫療中心接受診察時，水上醫師耐心地聽完我的描述，然後便說：「基本上你應該是屬於膽汁性腹瀉型腸躁症，並伴隨著壓力型腸躁症的症狀。」接著他還說：「讓我們一起加油，努力克服它吧。」這麼多年來，一直都沒有任何一位醫師可以清楚了解我的病症，所以水上醫師的一番話真的為我打了一劑強心針。他開給我的處方是イリボー搭配抗憂鬱藥，再加上コレバイン。

藥效比我想像得還要好，服用之後我拉肚子的情形已經降為每個月兩次左右，而且拉的時候已經不再像以往那樣慘烈。

由於身體漸漸恢復健康，生活也慢慢回到正常的軌道。我變得可以跟朋友一起去打籃球，偶爾也可以一起去喝一杯。當小孩子吵著：「爸爸，我想去吃拉麵！」我也可以毫不猶豫地說：「好！走吧！」

前不久我還跟朋友的家人一起到海邊去烤肉，一般來說在海邊要找廁所可不容易，但是我仍舊開心喝酒、大口吃肉，這可是過去舊疾纏身的我做不到的呢。

長期慢性拉肚子，產生的心理恐懼，再也無法抹平。

水上醫師說：「再過一陣子，你的藥量會開始慢慢減少。」不過，看來似乎還需要花上一段時間。儘管我的病情大幅改善，可以做的事情也越來越多，但其實內心還是殘留著不安的情緒。現在的我，可以說是正在復健中吧。

例如到國外出差，出國時因為國情不同，所以有些國家街道上、車站裡，或是其他公共設施中，都不是那麼容易可以找到廁所。再加上出差的行程總是排得非常緊湊，能夠自由活動的機會並不多。所以，雖然我知道自己的症狀已經減輕許多，但是「沒有辦法馬上找到廁所」一想到這一點，我就感覺到自己心跳加速、惶惶不安。

莫名其妙拉肚子的病症狠狠纏了十年之後，恐懼的心理已經緊緊深植腦海，再也無法擺脫。這就是我現在最真實的寫照。

一路走來我算是繞了一大段遠路，所以如果有人跟我一樣，因為相同的病症而困擾不已，良心的建議：請趁早到專門醫療門診去掛號求診，並與專業的醫師好好談談，就算距離再遠也一定要去。仔細想想，跟我坐困愁城十年的經驗比起來，到醫院不管距離再遙遠，恐怕都是大巫見小巫啊。

請讓身體好好去感受自己是不是拉得順暢、拉得乾淨吧。

專欄 1 正常排便的關鍵：「順暢、乾淨」

關於便秘以及拉肚子，其實一般人都有許多誤會，當然還有更多不了解的地方。例如便秘的人會受限於這個想法：「必須要每天排便才正常」。

事實上，沒有每天排便並不會有什麼大礙。

醫學上的定義「一週排便少於三次」才是所謂的便秘，所以就算是兩、三天才排便一次，只要大便能夠順利排出，並且可以排乾淨，就不會有什麼問題。反過來說，如果每天都有上廁所，但是卻很難排出來，並且清楚感覺還有殘留，那就會被確診為便秘。

事實上，醫師在跟許多患者溝通討論過後，發現腹瀉的患者只要看到自己的大便變成固體，很容易就會產生「痊癒」的感受。但相較之下，便秘的患者往往卻會因為自己「沒有每天排便」，因而心情受到影響。

健康的排便與次數無關，最重要的關鍵就是「順暢、乾淨」。天數或是次數什麼的，不需要多想，用身體好好地去感受自己是不是拉得順暢、拉得乾淨吧。

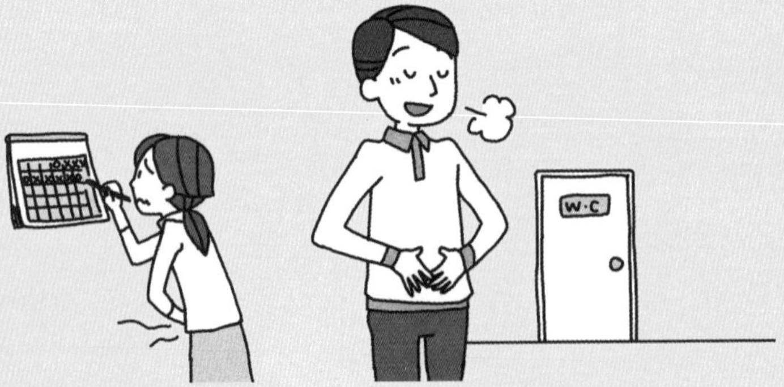

第 2 章

認識腸躁症

將發病原因分類，深入解說

腸躁症的誤解

腸躁症患者在日本大約占總人口的百分之二十之多，也就是說，每五個人之中可能就有一人罹患腸躁症，因此基本上算是與人們息息相關的病症。然而，相較之下人們對於腸躁症反而一知半解，甚至有所誤解的情況卻非常多，這多少會在醫師施以正確治療時受到阻礙，更糟糕的是有些患者打從一開始就不認為自己生病，所以根本不會有到醫院求診的念頭，任由自己每天被病症折磨……就是因為一知半解，所以才會有這樣的情況發生。

誤解1 腸躁症是抗壓性差的人才會罹患的疾病？

腸躁症的英文是「Irritable Bowel Syndrome」，一般簡稱為ＩＢＳ，取自每個單字的第一個字母。最近，在日本則越來越多人直接稱其為腸躁症。

當我在向前來看診的患者說明病因時，較不太用腸躁症，而更常使用ＩＢＳ這個名稱。簡短且好記是原因之一，但最重要的是這樣的名稱比較不容易讓患者對疾病本身產生誤解。

腸躁症的患者之中，有很多人的發病及惡化原因是來自壓力。也就是說，因為壓力不停反覆而產生腹瀉症狀的類型，是腸躁症的類型中最「出名」的。然而，實際上有部分患者是因為大腸的構造而發病，而且人數還不少（請參考第47頁）。在日本，腸躁症又叫過敏性腸症候群，會用「過敏」兩個字，是因為人們認為腸躁症是「對壓力過敏的人所罹患的疾病」，一般大眾心理也差不多是類似的印象。

不曾罹患腸躁症的人，多數會認為腸躁症是「壓力所導致的疾病」，但我在看診時，卻發現許多患者宣稱自己生病的原因「跟壓力一點關係都沒有」。因此病名所帶來的既定印象，會讓人搞不清楚這個疾病的真正樣貌。

用英字典查詢Irritable這個單字，會發現解釋是「1.易怒、焦躁不安；2.醫學用語：易受刺激的」。

其中，醫學專有名詞所謂的「易受刺激」，雖然是用來解釋疾病名稱，但就我長久以來接觸病患所累積的經驗來看，「焦躁不安的腸胃」更符合腸躁症的病情描述。肚子老是不定時絞痛，心情當然也會蒙上陰影，一痛起來就得馬上跑廁所，讓生活完全無法隨心所欲……因此我認為，「腸子焦躁敏感」正是腸躁症最好的說明。

不過，即使發病的原因與心理方面的壓力無關，但因為腸胃總遇不舒服，連帶引發腹痛、便秘、腹瀉等症狀，難免就會造成壓力，每當壓力一來，病情又會更加惡化……慢慢地，身體狀況陷入惡性循環。像這樣的情形，可以說壓力是病情惡化的主因之一。

誤解2 腸躁症的症狀就是腹瀉？

想必應該有很多人認為罹患腸躁症就是肚子突然不舒服，然後必須得趕快找廁所。突然間很想拉肚子，如果不趕快衝到廁所去恐怕會來不及，這樣的情況對患者來說肯定很困擾，或許是為了讓周遭的人也能夠很快理解，所以腸躁症才會和腹瀉緊緊掛勾吧。

然而事實上，腸躁症可分成三個不同的類型，第一當然就是「腹瀉型」，第二是「便秘型」，也就是腹痛伴隨著便秘的情況，第三則是便秘和腹瀉交替出現的「混合型」。

最近因為一些媒體新聞報導的關係，大家漸漸認為腸躁症就是「便秘和腹瀉反覆不停交替出現」。但是跟腹瀉型及混合型比較起來，罹患便秘型腸躁症的人數並不見得比較少，可能是因為腹瀉型及混合型一旦出現症狀，會逼得患者不得不馬上找廁所，急迫性較高，而便秘型的病症一般不太會表現出來，所以鮮為人知。因此，我認為有些腹痛伴隨便秘的人，也就是便秘型腸躁症患者，可能很難察覺自己已經罹患這種疾病。

誤解3 舒緩壓力，即可改善腸躁症？

「壓力是引發腸躁症的主因」這種說法已經是不正確的，因此也絕對沒有「消除壓力就能讓腸躁症獲得改善」的道理。

再者，腸躁症患者最常見的兩種情形是：「參與重要會議或聚會前，肚子開始劇烈疼痛」，以及「一搭上車就好想去上廁所」。但就算知道出席會議和搭車會引發症狀，也很難完全避開這些日常生活不得不面對的事情。一般醫師在給腸躁症患者建議時，都會希望患者先把壓力的源頭找出來，然後盡可能避開，但不可諱言的，現實生活中根本就辦不到，不是嗎？

●腸躁症的國際診斷標準：「伴隨著腹痛的腹瀉或便秘狀況反覆出現」

那麼，將所有的誤解都解釋清楚之後，腸躁症真正的樣貌是怎麼樣的呢？一般來說，醫師診斷病人是否罹患腸躁症，憑藉的是二〇〇六年頒布的國際診斷標準（RomeⅢ、Ⅳ，羅馬第三、四版）所作的定義。（圖一）

也就是符合以下標準，才是所謂的腸躁症：

「反覆不斷腹痛所帶來的不適感覺，已經持續三個月，或一個月內至少發生三次，並且發病時包括以下三大症狀其中兩種」，即為腸躁症。

①排便之後症狀會減輕。

②症狀產生時，排便的頻率會一併發生變化。

③症狀產生時，大便的型態會一併發生變化。

這就是腸躁症的定義。

在此做個簡單的整理：「一個禮拜有三天會因為腹痛不適症狀而感到困擾，不管是拉肚子或是便秘，只要能順利排便就會感到舒服許多，如果有這樣的情形，很可能表示罹患腸躁症了。」當然，在診斷腸躁症的過程中，還是必須仔細確認腹瀉及便秘不是由其他隱藏的疾

Rome Ⅲ 對腸躁症所作的定義（圖一）

反覆腹痛，或肚子不適，最近三個月，每個月有三天以上出現症狀，而且包括以下三種狀況的其中兩種：

1. 排便之後症狀會減輕。
2. 症狀產生時，排便的頻率會一併發生變化。
3. 症狀產生時，大便的型態會一併發生變化。

佐佐木大輔（編）（2006）『腸躁症——探究大腦與腸道的對話』P176-P181，日本中山書店

病所造成的（相關檢查重點請見第3章）。

以上的定義看起來一目了然，而且內容完全都沒有提及「壓力」兩字。也就是說，腸躁症的診斷與「是否有壓力」其實無關。

更進一步說明，在診斷腸躁症時，最關鍵的兩大重點其實是：「肚子是否疼痛」，以及「大便的次數、形狀、型態的變化」。

二〇一六年五月，公布了新的診斷標準RomeⅣ。

根據RomeⅣ的規範，將「肚子不適感覺」剔除，並且將「一個月三次以上」改為「平均一週一天以上」，也就是在程度上及次數的頻繁程度都做了加強，原本的「①排便之後症狀會減輕」也作了修正，變成「①排便狀況會影響症狀」。

雖然診斷的標準有所修正，但目前為止，診斷結果並不會因此就被推翻。不過，今後我將會改以RomeⅣ標準去為患者看診。

腸躁症症狀的三大類型

在RomeⅢ標準中，依照發生症狀的次數以及程度，可將腸躁症分成腹瀉型、便秘型以及混合型三種（圖二）。另外，若有沒辦法歸類的情形，則分屬到「無法分類型」。

根據這樣的方式，現在一般都可以完全透過大便的形態及形狀來進行腸躁症的分類。

不過，說起來這都算是專業醫學的範疇，如果對患者說：「你得到的是腹瀉型的腸躁症。」患者大概會覺得：「還用你說嗎？」

基本上患者真正想知道的是自己為什麼會被腸躁症纏住，還有起因究竟是什麼，以及到底該怎麼做才能趕快好起來，具體來說就是所謂的「治療方式」。

腸躁症的三種類型（圖二）

可用大便的型態來分成三種類型：

腹瀉型	軟便或水便達百分之二十五以上，固態大便或完整的條狀大便不滿百分之二十五
便秘型	固態條狀或顆粒狀大便達百分之二十五以上，軟便或水便不滿百分之二十五
混合型	固態條狀或顆粒狀大便達百分之二十五以上，軟便或水便也在百分之二十五以上

無法分類型：無法歸類在上面三種類型，即屬無法分類型。

●腸躁症的三種「體質」

對患者來說，重要的不是病名，而是針對病因、對症下藥。我也認為這是腸躁症的治療過程中最重要的一件事。

腸躁症是「體質」所引起的病症，儘管生活環境相同，但就是有人會罹患腸躁症，有人則不會，這就是因為「體質」的差異。那麼，什麼樣的「體質」會成為腸躁症的起因呢？

我認為腸躁症的原因可分為下列三種類型：

● 「腸道運動異常型（壓力型）腸躁症」：腸道對於壓力反應過度的「體質」。

● 「腸道狀態異常型（腸道型）腸躁症」：腸道環境因蠕動不足而造成便秘或腹瀉的「體

質」。

「膽汁性腹瀉型腸躁症」：用餐後因為膽汁的分泌而造成腹瀉。

以上三種類型還會根據不同的狀況而涵蓋兩種以上的類型，接下來就讓我們一一來加以解說吧。

壓力造成腸道反應過度的「體質」——「壓力型腸躁症」

一般要是談到腸躁症，會讓人聯想到壓力過大，而壓力型腸躁症的確與壓力有關。當患者感受到強大的壓力，腸道會在壓力降臨的那一刻開始產生激烈的蠕動，進而引發劇烈腹痛及腹瀉。

因為這種類型是壓力導致腸道產生異常蠕動的症狀，所以我稱它為「腸道運動異常型腸躁症」，或是簡稱「壓力型腸躁症」。

面對壓力時，會不會容易引發後續反應，完全取決於個人的體質，也就是說在壓力等級相同的情況下，每個人的反應不盡相同，這與壓力的強弱無關，而是跟身體的反應有關，總而言之就是體質問題。

基本上任何人，包括我在內，如果長時間處在壓力強大的狀態中，內心承受著極大的恐懼感，那麼想必一定都會拉肚子。不過，這種「壓力所造成的腹瀉」會有多嚴重，還是要看

腸躁症的三種「體質」：

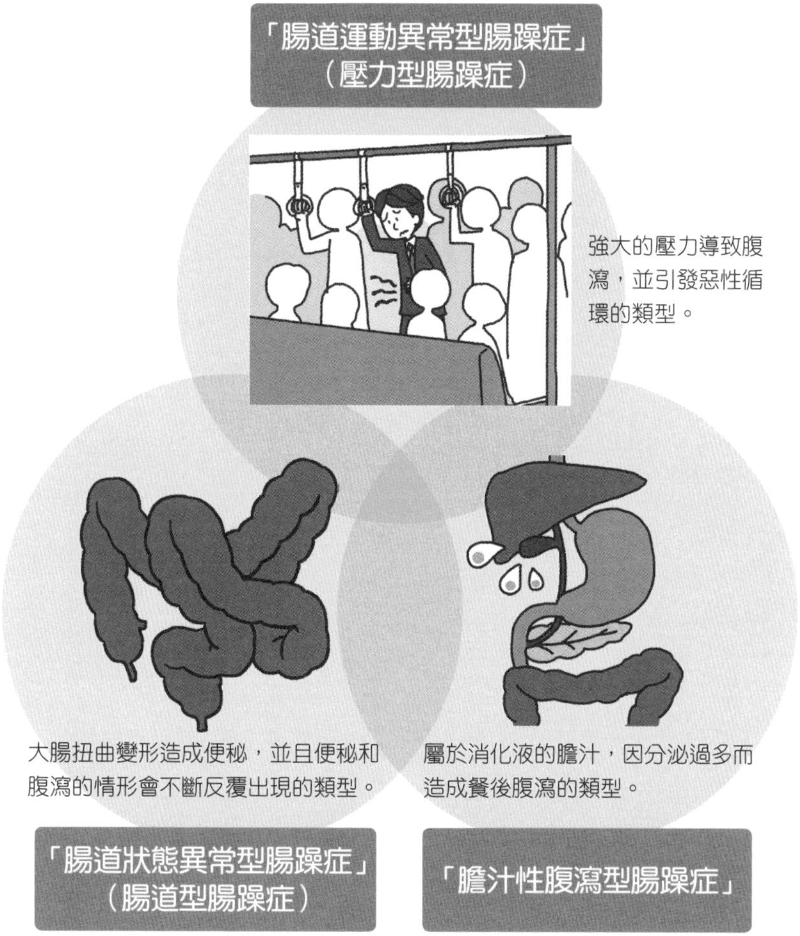
「腸道運動異常型腸躁症」
（壓力型腸躁症）
強大的壓力導致腹瀉，並引發惡性循環的類型。
大腸扭曲變形造成便秘，並且便秘和腹瀉的情形會不斷反覆出現的類型。
屬於消化液的膽汁，因分泌過多而造成餐後腹瀉的類型。
「腸道狀態異常型腸躁症」
（腸道型腸躁症）
「膽汁性腹瀉型腸躁症」

事實上，有許多人同時罹患兩種類型以上的腸躁症，特別是大腸狀態方面的問題所引發的案例最為常見。

個人的體質而定。另外，當下的環境以及身體狀況，都會讓壓力所帶來的感覺（也就是壓力的強度）產生變化。例如，被令人害怕的主管責罵，如果個人當天整體狀況還不錯，或許可以輕鬆面對，但若是身體狀況不佳，可能就會覺得難以忍受。

以壓力型腸躁症患者的體質來講，在面對壓力時似乎比一般人要敏感許多。不過在發病之前，患者往往會認為自己只是「容易因為緊張而拉肚子，腸胃真的有點不好」，並不會花時間深入探究，結果導致自己陷入一遇到壓力就拉肚子的惡性循環之中，甚至演變成「一點點壓力都會立刻引發腹瀉」。

壓力的來源可說是五花八門，例如搭車時偶然感到肚子痛，於是不停擔心「說不定沒辦法忍到終點」，甚至非常害怕自己會直接拉在褲子裡，強烈的恐懼感讓心情就像是熱鍋上的螞蟻一樣極度不安。事實上，根據調查顯示，罹患腸躁症的患者，還真的有半數以上的人有過「忍不住拉在褲子裡」的經驗，令人感到驚訝。

有了一次經驗之後，下次搭車時那種恐懼感又會再次襲來，心裡一直想「如果肚子又痛起來該怎麼辦？」結果恐懼感讓壓力變得更大，形成一種惡性循環，最後肚子就真的痛了起來。

這類型的患者幾乎都對自己拉肚子的原因知之甚詳。原本造成壓力的原因，以前並沒有那麼難對付，但只要曾經有過一次經驗，壓力與腹瀉就會自然而然結合在 一起。因此，儘

壓力型腸躁症

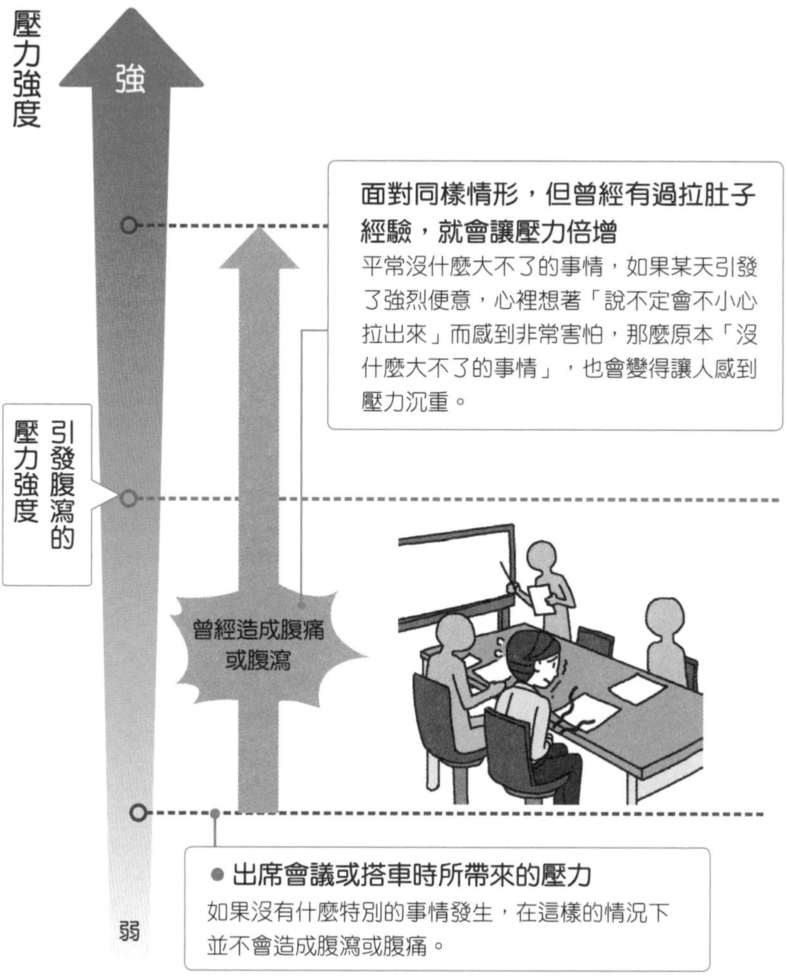
壓力強度
強
弱
引發腹瀉的壓力強度
面對同樣情形，但曾經有過拉肚子經驗，就會讓壓力倍增
平常沒什麼大不了的事情，如果某天引發了強烈便意，心裡想著「說不定會不小心拉出來」而感到非常害怕，那麼原本「沒什麼大不了的事情」，也會變得讓人感到壓力沉重。
曾經造成腹痛或腹瀉
● 出席會議或搭車時所帶來的壓力
如果沒有什麼特別的事情發生，在這樣的情況下並不會造成腹瀉或腹痛。

跟一般人比起來，壓力型腸躁症的患者，面對壓力時抗壓性較低，要是曾經發生過壓力與便意結合在一起的情況，以後再碰到同樣的事情，壓力就會變大，並陷入惡性循環，進而導致腹瀉。

管原因沒什麼大不了，但造成拉肚子的恐懼感，似乎會讓人陷入壓力與腹瀉的惡性循環中。

至於會不會陷入這種惡性循環，端看患者本身的體質，也就是腸道是否會對壓力產生過度反應。

只要體質對壓力的感測過於敏銳，那麼不管患者本人是否有感覺，大腦都很容易會自動察覺並帶來疼痛。因此，平常覺得肚子痛或不舒服時，並沒有那麼難忍，但陷入惡性循環之後，就會感覺壓力強度增加，身體也很容易會隨之產生反應。

感覺變得敏感、症狀放大，當然也會連帶使得壓力變得更大，病症反過來讓壓力大增的惡性循環，會讓患者一直被病魔纏住、無法脫身。

擁有這樣的體質，對患者本人來講肯定是莫大的困擾，不過換個角度想，應該也可以說是因為患者平時就是纖細敏感的人。

日本及美國的病理調查報告中，都顯示了腸躁症的患者大多擁有高學歷，而就我的印象而言，上門看診的壓力型腸躁症患者，的確也多屬於高學歷或是平時工作非常認真仔細的人，優秀的人才占了大多數。

壓力與腸躁症的惡性循環

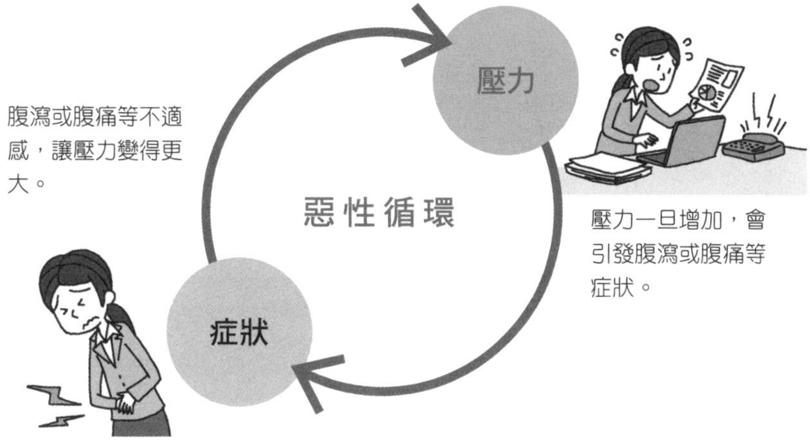
壓力
腹瀉或腹痛等不適感，讓壓力變得更大。
惡性循環
壓力一旦增加，會引發腹瀉或腹痛等症狀。
症狀

另外，起初罹患其他類型腸躁症的患者，會因為症狀惡化的關係，最後因壓力而陷入惡性循環之中。

在這樣的狀況下，其他類型的腸躁症會對患者本身帶來壓力，而對壓力敏感的患者又會產生腹痛的情形，再加上原本就有的腸躁症，會讓壓力變得更大……造成惡性循環。

大腸的正常構造

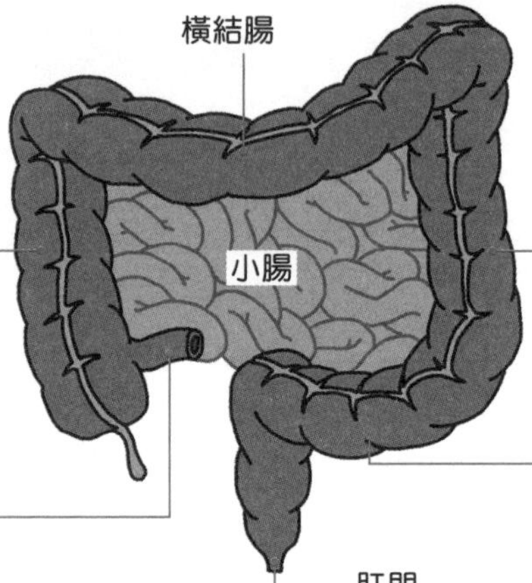

由於腸胃道蠕動不足而產生便秘或腹瀉的「體質」——「腸道型腸躁症」

這個類型的腸躁症，起因是大腸的狀態產生變化所造成，我稱它為「腸道狀態異常型腸躁症（腸道型腸躁症）」。因為腸道扭曲變形，導致固態的大便受困在腸道中，患者大多會拉肚子。便秘型患者，以及便秘、腹瀉反覆發生的混合型患者，症狀幾乎都符合這個類型。

事實上，一般人的大腸並不完全像醫學書籍中的照片一樣（如上圖），就像每個人的長相各有不同特色一樣，肚子裡的大腸基本上也是各有千秋。大腸歪歪曲曲、扭曲變形的大有人在。所以或許說一般人的腸道都扭扭曲曲，還比較接近實際狀況。

扭曲的大腸

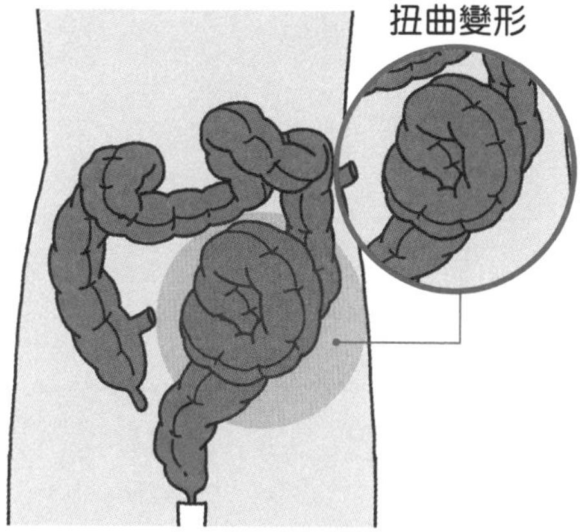

大腸歪歪曲曲、扭曲變形。

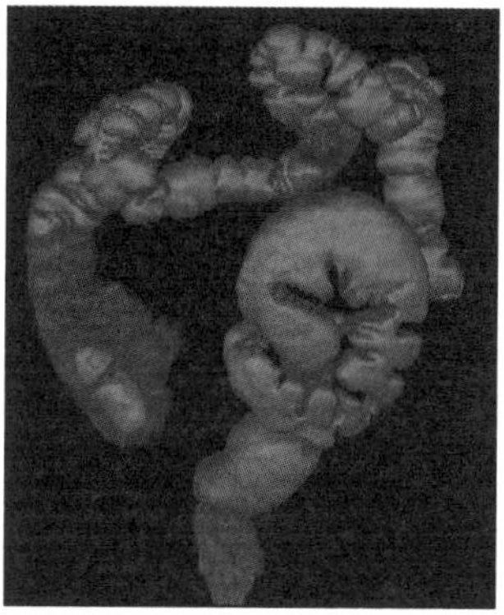
大腸斷層掃描所拍攝到的大腸立體影像，可以看出圖中的大腸已經嚴重扭曲變形。

一般在新聞媒體上，會將扭曲變形的大腸稱為「腸道扭曲」，特別容易發生問題的是橫結腸或降結腸，另外橫結腸及降結腸的交界處也是好發的地方。基本上只要發現有扭曲的位置，其他地方應該也很難倖免於難。

「腸下垂」是另外一個常見的大腸構造變形案例。就如同文字所描述的，大腸脫垂到骨盆腔中，這樣的狀態在醫學上稱之為「總腸系膜症」。

腸下垂是屬於先天性的疾病，起因可能與女性的肌肉力量不足，支撐臟器的力道較弱有關。很多女性在急速的減重或是生產的過程中，會讓腸下垂的情況變得更加嚴重，大腸掉入骨盆更深處，進而引發許多問題。

如果只是腸道扭曲或是下垂變形，還不至於會造成什麼問題，例如升結腸及橫結腸的交界處扭曲變形，導致腸道縮小，但因為這裡通過的大便含有大量水分，還很柔軟，就算腸道縮小，大便還是可以順利通過。

但是，如果扭曲的地方發生在降結腸位置，由於大便到此水分已經被吸收得差不多了，大便本身已經變硬，如此一來大便就沒辦法通過扭曲變形的地方，進而造成便秘。

在這樣的情況下，腸道會開始激烈蠕動，為的就是將大便擠出去，因此患者不免會感到腹痛或肚子不舒服。另外，為了讓大便能順利排出，腸道會設法讓大便的水分增加，所以在大便阻塞的上方會慢慢累積水分較多的大便。

然後累積到某種狀態，塞住的地方會突然鬆開，大便像是活塞被拔開了似的獲得釋放，使得便秘問題暫時緩解，結果堆積在前方那些水分較多的大便也會跟著排出，因而造成腹瀉的情況。這就是腸道型腸躁症之所以會造成便秘，以及便秘、腹瀉反覆交替發生的關鍵所在。

此類型的發病原因來自於大腸的構造，因此跟壓力沒有任何關係。

順帶一提，對於腸道扭曲或下垂的患者來說，接受大腸內視鏡檢查簡直是酷刑，因為內視鏡的管子通過腸道的過程非常痛苦。我的門診患者因為大多原本即患有腸躁症，在接受大腸內視鏡檢查時都很辛苦，但事實上就算是一般的健診，也很少人能夠輕輕鬆鬆地面對。如果我碰到大腸構造像教科書一樣是完美四角型的患者，那麼從肛門到盲腸的大腸內視鏡檢查

大腸脫垂

躺著睡覺的時候……

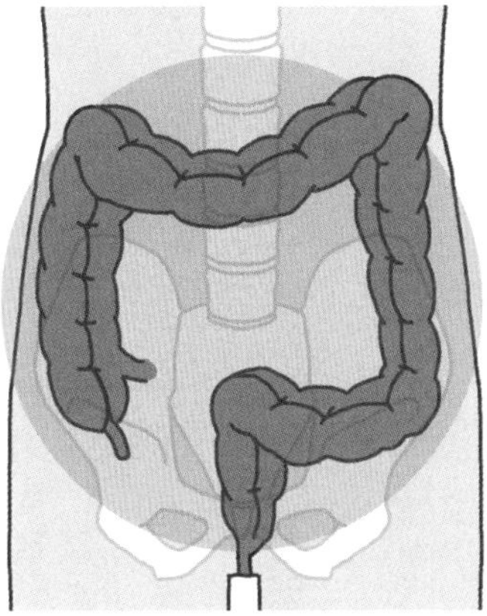

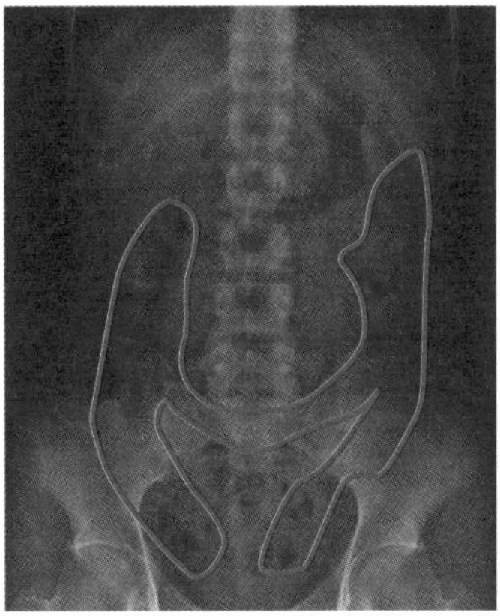

仰躺姿勢可以讓大腸向兩側攤開，因此能夠稍微恢復正常的位置。

站立的時候……

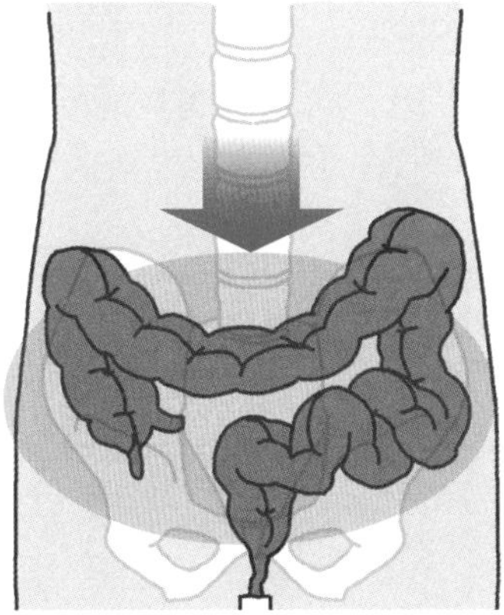

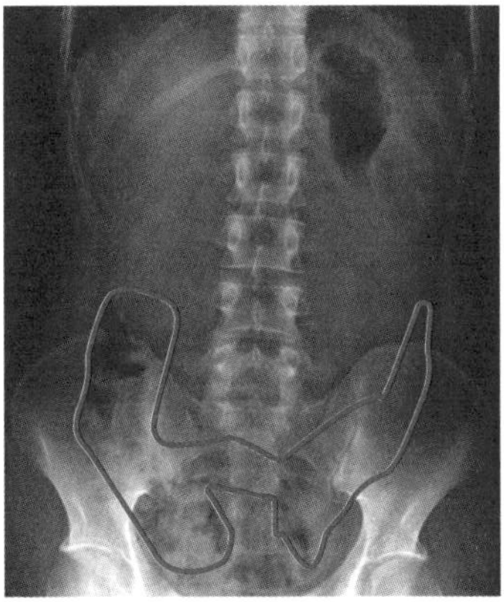

重力關係會讓大腸下垂，甚至下降到骨盆腔內。

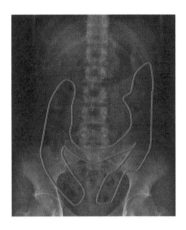

只要兩分鐘就可以完成，這樣的案例都會讓我覺得「今天真是太美好了」。

以前我在日本慶應義塾大學醫學部的解剖學課程中，曾經做過大腸構造的調查，結果發現有八成以上的人大腸是扭曲變形的。接受大腸檢查的患者中，基本上只有兩成的患者可以讓我在兩分鐘內做完內視鏡檢查，所以我想這樣的數據算是與現實相符的。

飯後因膽汁分泌而造成腹瀉的「體質」——「膽汁性腹瀉型腸躁症」

此類型患者在吃了東西之後很容易會拉肚子，其發病的原因是來自於膽囊所分泌的消化液，也就是所謂的膽汁。分解脂肪是膽汁主要的功能，通常在進入大腸之前，大部分的膽汁會被再次吸收，剩餘的則會隨著大便一起排出體外。膽汁的主要成分是膽鹽，顏色是茶褐色的，因為含有膽汁，大便看起來呈褐色。膽汁裡所含的膽鹽會刺激大腸蠕動，並促使大腸分泌腸液。

在人們吃下食物之後，消化機制便會開始啟動，膽囊內所囤積的膽汁會先釋放到十二指腸，快的話在用完餐的二十到三十分鐘就會來到大腸。而膽汁性腹瀉型腸躁症患者，則會在用完餐後立刻感覺到便意，有些人甚至在用餐過程中就想跑廁所了。不吃東西就沒事，一旦吃了東西就會嚴重腹瀉的人，可能罹患了這類型的腸躁症。

對一般人來說，膽汁分泌並不會造成什麼問題，但是對膽汁性腹瀉型腸躁症患者而言，可能是送達大腸的膽汁量過多，或是本身對於膽汁較為敏感，因此才會對平時無害的膽汁產生那麼大的過敏反應。

聽到有人說一吃完飯就拉肚子，應該都會覺得是吃太油了，或者是腸胃跟吃下去的東西犯沖，但其實膽汁性腹瀉型腸躁症的情況並非如此。的確，膽汁主要是為了消化脂質及蛋白質含量較多的食物，因此只吃甜食，膽汁比較不容易分泌，但即使如此，多多少少也會造成腹瀉。因此，膽汁性腹瀉型腸躁症患者的情況是，無論多麼小心飲食的內容，膽汁都還是會照常分泌，患者也仍會拉肚子。

膽汁性腹瀉型腸躁症的患者，占總人口數的百分之一左右，在腸躁症中算是少數。只是過去此病症常會伴隨盲腸炎的手術發生，慢慢地到現在才以「膽汁性腹瀉」廣為人知。進行盲腸切割手術的時候，會連同一小部分的小腸一起切除，如此一來膽汁就難以再被吸收，造成容易會有過量的膽汁被送往大腸，進而產生腹瀉。不過，現在盲腸炎已經很少會採行切除手術，所以併發膽汁性腹瀉的情況也幾乎絕跡，因此漸漸被人們所遺忘。

其他因食用特定食品所引發的腸躁症

另外，有些含有特定成分的食物，會造成腸胃緊縮或疼痛，帶來腹瀉的情況，也會引發腸躁症，因此近來強調限制飲食的「ＦＯＤＭＡＰ限制療法」堂堂登場，成為眾所矚目的焦點。（請參考第五章說明。）

但是，實際上在我的門診接受診療的腸躁症患者中，我並沒有接觸過使用ＦＯＤＭＡＰ限制飲食的案例。會到久里濱醫療中心求助的重症患者算挺多的，但有可能是到久里濱醫療中心來的人數還不夠多，或者是日本人本來就沒有很多人使用這個方法。

●腸躁症並不複雜

說到這裡，相信大家都能夠明白，腸躁症的起因有很多，且大部分其實不見得與壓力有關。

只是，因為「焦躁不安的腸道」會讓人壓力大增，使很多患者甚至併發壓力型腸躁症，第一章所介紹的Ｃ先生就是很好的例子。肚子不斷疼痛且伴隨著腹瀉，讓日常生活變得困難重重，這對患者來說非常困擾，壓力之大可想而知。

另外，也有不少腸躁症的患者，因為身邊的親朋好友無法體諒或是有所誤解，因而感到困擾不已，第一章中的A同學即是如此。「拉肚子又不是什麼嚴重的事情嘛」、「明明只是一件小事就小題大作的」、「應該只是心理作用吧」……類似這種缺乏相關常識所產生的批評，會讓患者感受到強大壓力，就算不是壓力型腸躁症的患者，也會感到相當困擾。

抱持著雙重壓力的患者們，透過腸躁症患者心理保健相關諮詢及治療，可以使得因為壓力而惡化的部分症狀獲得紓解。不過，並不能就此解決原本的腸胃問題。

就是因為這樣，所以才會有許多患者和醫師認為，腸躁症就算持續治療不中斷，也很難完全根治。

然而，我認為腸躁症的治療一點都不困難，因為可以清楚分成「壓力型」、「腸道型」、「膽汁性腹瀉型」三大類型，所以基本上腸躁症很單純。我非常希望能夠讓腸躁症的患者們都了解治療腸躁症真的「非常單純」。

腸躁症是青春期之後的症狀

在一般人的印象中，大多會認為腸躁症是大人才會罹患的疾病，但事實上並非如此，因為發病的年齡要稍微再往前一些，也就是從青春期開始。人類在青春期的過程中，會由小孩轉變成大人，身體各方面都會產生劇烈變化，心理層面、神經系統、身體構造等等，都會有所不同，因此很容易在這個時期因為壓力而導致一些心理疾病，腸躁症即會在此時出現。

青春期在年齡方面並沒有確切的定義，醫學上指稱「從發現第二性徵開始，直到完全成熟為止」都算是青春期。男孩子的睪丸大約在十一歲前後會發育，女孩子的乳房則是在九歲左右開始隆起。

生活在現代的小孩子，日常生活的煩惱肯定不少，到學校或補習班去上課、與朋友之間的往來關係、升學的壓力等等，有些孩子忙起來連大人都會相形見絀呢。不過，幾乎沒聽過十歲之前的小孩子罹患腸躁症，尤其是壓力型腸躁症。

大腸的構造問題，例如腸道扭曲等狀況，也會引發腸躁症，所以應該有些人會認為小孩子也會因此患病。沒錯，即使年紀還小，或者可能因為腸道嚴重扭曲，或是大腸脫垂等等原因，導致腸道蠕動不足，引發便秘或腹瀉等症狀。不過，孩子們的活動力比大人充足，輕度的腸道扭曲並不會造成多大的問題，所以實際上，不論哪一種類型的腸躁症，都幾乎不會發生在十歲以下的小孩子身上。

相反的，對小孩子來說，先天的肛門構造問題，或是「勉強自己去上幼稚園或學校的廁所」，因而造成莫大壓力，都有可能會引發直腸性便秘，這才是真正嚴重的問題所在。

內視鏡檢查，可發現腸道異常與腸躁症的關係

讓我對研究腸躁症抱持高度熱情，原因就是內視鏡檢查。原本我的專業領域即為內視鏡檢查法的相關研究與開發，內視鏡檢查是我擅長的項目，迄今為眾多的患者做過大腸的內視鏡檢查，因此我注意到，有很多患者儘管罹患腸躁症，或是正受到嚴重的便秘所困擾，還是會害怕進行內視鏡檢查。

我在此稍微說明一下內視鏡檢查的要點。所謂的大腸內視鏡檢查，是將內視鏡從肛門送入腸道，一路延伸通過盲腸，站在醫師的立場來說，這的確不是什麼輕鬆有趣的事情，而對患者來說，更是痛苦強度非常高的檢查。

操作內視鏡的醫師，首先必須要面對的難關就是要以S型彎曲的方式繞進乙狀結腸。二〇〇三年時，我研發了「浸水法」，讓內視鏡可以較易通過腸道。

通過乙狀結腸之後，就可以進入通道較寬廣的結腸區。以其他各國的狀況來說，的確沒有多大困難，但在日本卻不是那麼一回事。

問題就出在「腸道扭曲」及「腸道下垂」兩種狀況，導致內視鏡不僅會因此寸步難行，而且扭曲蜿蜒的大腸會讓腸道變窄，使檢查時間拉長，而由於內視鏡會將腸道撐開，也會讓患者感到疼痛。

而且，因為患有腸道扭曲或下垂的問題，所以原本即有困難接受內視鏡檢查的患者，幾乎都有嚴重的便秘問題，或是罹患腸道型腸躁症。

另外，部分患者即使事先服用了抑制腸道蠕動的藥物，在內視鏡插入之後，腸道還是會激烈蠕動。此時患者會感覺到自己的腹部因腸道痙攣而疼痛不已，就算當下持續追加抑制的藥物，也沒辦法讓腸道的蠕動緩和下來。深入與此類型的患者討論溝通之後，我發現他們幾乎都是以前曾罹患過腸躁症而又再次復發。

對壓力型腸躁症患者來說，檢查本身就會帶來強大的壓力，因而誘發腸道出現一些腸躁症特有的症狀。

正確分析腸躁症的類型

腸躁症的治療與研究是我現在的工作重心，但其實我一開始對於腸躁症並沒有太大的興趣。然而，在研發大腸內視鏡檢查法的過程中，我發現「病因不明」的腸躁症，會因為腸道的構造或外來的壓力，導致腸道異常蠕動。甚至痛苦的檢查過程也會成為誘發腸躁症的原因。

醫學上常認為腸躁症是與壓力有關的功能性疾病，而非身體器官的異常所引起，所以醫師常常會出現「沒有任何異常」的檢查結果。但是，內視鏡檢查沒有發現異狀，僅代表腸道沒有「腫瘤」或「發炎」，如果可以從檢查的整體過程來觀察，就能發現造成腸躁症的異常之處。

能夠發現病因，就可以對症下藥，具體提出治療方式。不論任何疾病，都不應該侷限於病名，必須根據病因施行治療。腸躁症也是如此。

腸道蠕動情形、腸道的構造、膽汁的分泌等等，如果可以仔細把這些因素都找出來，就可以用適當的方法將腸躁症治療好。

●不同類型腸躁症的症狀差異

腸躁症會帶來腹痛、腹瀉、便秘等腸道異常症狀。不過，不同類型的腸躁症，也會讓症狀產生些微差異。

另外，幾種不同類型的腸躁症，會有重複發病的狀況，這會使得患者的症狀變得更加複雜。

壓力型腸躁症

首先要提出來討論的症狀是腹瀉。此類型患者的腹瀉狀況，幾乎都是發生在需要出門搭乘交通工具或是參與公司會議時，患者本身都相當了解會讓自己腹瀉的原因。另外，有些人反而會有便秘的情形，不過較為罕見。

當然腹痛也是免不了的。罹患壓力型腸躁症的患者，一旦壓力升高，大腸就會產生強力收縮，因此腹瀉時會伴隨著劇烈的疼痛。

很多的患者會因為每天所遇到的事情不同，產生不一樣的症狀，這是壓力型腸躁症的另一個特徵。

壓力型腸躁症的症狀

症狀產生時……

腹痛伴隨著嚴重的腹瀉，令人不勝困擾，這件事本身會再形成壓力，進而導致惡性循環。

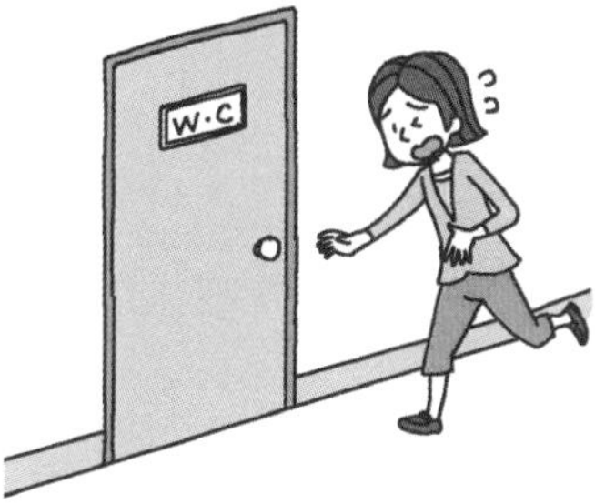

沒有發病時……

休假日悠閒度過，沒有引發腹瀉的原因，就不會產生症狀。

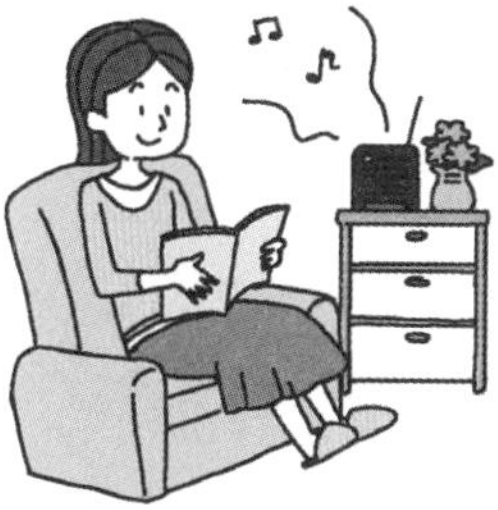

例如，壓力的原因來自於上下班搭乘交通工具，或是參與公司會議等等與職場有關的狀況，那麼休假日在家悠閒度過時，就不會有腹瀉等症狀。

另外，如果有其他可以消除壓力的方法，症狀似乎就不會出現。也就是說，壓力型腸躁症的發病原因，是來自外在環境的影響，因此經常可見患者在接受診斷的當下一切正常的情形。

但長年飽受腸躁症之苦、積極遍尋名醫的患者們，進行門診時常會說：「聽說你們這邊能把人治好。」這種期待的心理，似乎也能消除初次看診的緊張壓力呢。

腸道型腸躁症的症狀

● 與大便的關聯性相當高

- ➡ 主要是腹痛伴隨著便秘，並且還有腹瀉的情形
- ➡ 便秘與腹瀉的症狀反覆交替出現

● 患病的原因與壓力沒有直接關連

正在苦惱已經好幾天沒大便了，卻突然拉起肚子來，這就是腸道型腸躁症的特色。

＋

● 消化器官的症狀

- ➡ 胃部疼痛且有腫脹感
- ➡ 噁心想吐、火燒心

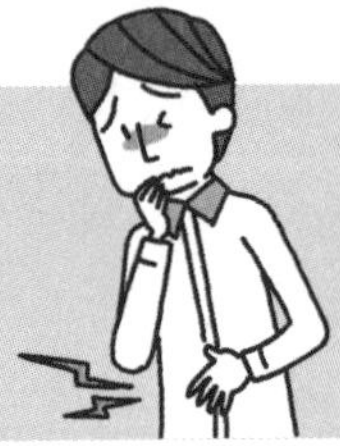

腸道型腸躁症

因為生活單調、缺乏變化，平時運動量又不足，造成患者便秘及腹瀉的情況反覆出現，這就是腸道型腸躁症的特徵。腸道扭曲及下垂會使得大便難以通過，堆積阻塞就帶來麻煩。不過，便秘較為嚴重的患者，與便秘之後又繼續腹瀉的患者，兩者的痛苦指數還是會因個人的體質不同而有所差異。

腸道型腸躁症的症狀最常見是便秘，所以包括胃部的上半部消化器官，很容易連帶出狀況，這是腸道型腸躁症的特徵。大便堆積在大腸裡，導致消化過程受到阻礙，甚至還會讓大便向上逆流。很多這種類型的患者，在症狀自述中都會提到食慾不振、消化不良、胃食道逆流導致火燒心，以及肚子脹脹的（腹部脹氣）

等問題，其中，胃食道逆流引發食道發炎的患者也不在少數。

這些令人不舒服的症狀，吃胃藥並不能得到改善，唯有解決便秘的問題，才能迅速獲得舒緩。也就是說，大腸的狀況好壞就是引發症狀的主因。

另外，這類型的患者與壓力型腸躁症患者不同，一旦有休息的機會，症狀反而會變得更加嚴重，算是挺麻煩的特徵。如果是因為大腸的結構產生變化，因而造成便秘，那麼日常就應該要多動動身體，藉以促進腸胃蠕動，讓腸道可以保持暢通。換句話說，如果因為便秘或是腹痛導致身體不舒服，那麼靜靜休息反而會讓大便更難通過腸道，症狀當然就會每況愈下。

再者，有很多患者會購買軟便劑、浣腸劑來對付便秘，然而這些藥劑事實上會帶來更大的問題。

一般來說，浣腸劑的機制主要是透過刺激大腸，讓大腸劇烈蠕動，藉此將大便擠出來。然而，腸道型腸躁症所造成的便秘，是因為大腸構造異常的關係，雖然運作功能正常，但因為腸道扭曲變形導致大便難以通過，如果這時使用浣腸劑強迫大腸蠕動，恐怕會造成腸閉塞（腸道打結），進而讓人疼痛、嘔吐，嚴重時患者甚至會痛到昏過去，這樣的例子不在少數。

膽汁性腹瀉型腸躁症的症狀

吃東西之後會立刻拉肚子

此類型的患者只要吃了東西，就會引發腹瀉，這跟吃了什麼無關，而是食物一進到肚子裡，就必須跑廁所。

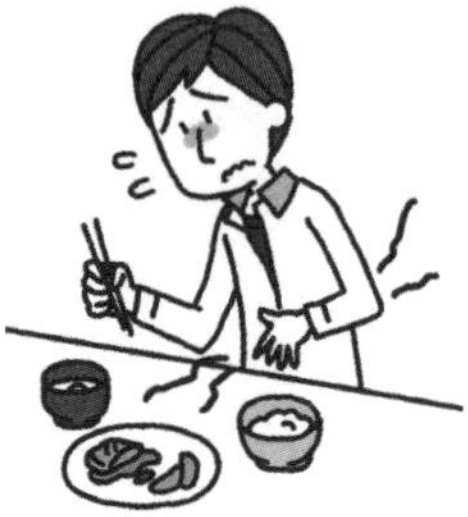

早上情況特別嚴重

有很多患者會在早上吃了早餐之後開始拉肚子，由於前一天的晚餐到隔天的早餐之間，膽汁累積長時間，在吃早餐時全部分泌出來。

有很多人服用市售的軟便劑會引發腹痛，還有些人會因為健康檢查時所喝下的胃乳導致便秘，這些都是腸道型腸躁症的特徵之一。

膽汁性腹瀉型腸躁症

膽汁性腹瀉型腸躁症的最大特徵，就是飲食習慣與腹瀉有密切的關聯性，特別是晚餐後到隔天早餐的這段過程，由於膽汁累積得相當充足，因此一大早起床時，膽汁的影響力特別強。大部分的患者都是吃過早餐後，腹瀉得特別嚴重。

也就是說，如果不吃東西，膽汁就不會分泌，那麼症狀就不會出現。因此，膽汁性腹瀉型腸躁症的另一項特徵，就是如果患者為了健康檢查而禁食，根本檢查不出任何病症。

腸躁症不會有生命危險，卻會使生活失去色彩

雖然我們已知可以將腸躁症分成三種不同的類型，但不管怎麼說，腹痛或不舒服的症狀若是拖太久，生活一定會受到影響。在病症的干擾下，工作或學業都無法順利推展，造成情緒低落、信心全失，覺得自己什麼都做不好。工作無法順利完成，學業從此一落千丈的例子可說是比比皆是。

每天都在擔心著「想去廁所的話該怎麼辦」、「如果趕不及去上廁所該怎麼辦」……種種的不安情緒，經常會讓患者猶豫到底該不該出門，出外旅行或上餐館時當然也就沒辦法樂在其中。

生病不僅讓人不舒服，還會帶來許多限制，生活樂趣也會因此大減，這才是腸躁症最大的問題所在。

令人困擾的打嗝和腸胃道蠕動聲音

很多腸躁症患者經常會打嗝或放屁，肚子老是發出奇怪聲音，像這樣的狀況在日常生活

吞氣症的症狀

打嗝及放屁的次數變多

進入體內的空氣過多，導致身體無法完全吸收，因此必須透過其他方式排出體外。

火燒心

打嗝的時候，如果將胃裡的食物一起往上帶，那麼吐出氣時就會引發火燒心的症狀。

胃部不舒服

胃脹氣導致疼痛及不舒服的感覺。

肚子咕嚕咕嚕叫

大腸中的氣泡動來動去時，會讓肚子發出咕嚕咕嚕的聲音。

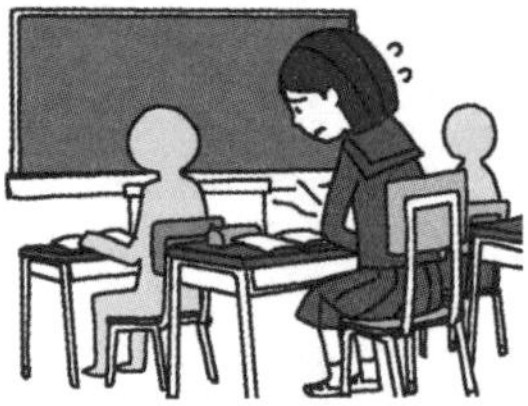

中其實挺令人困擾的。

還有不少患者聽過「瓦斯型腸躁症」這個名詞。嚴格來說，這些並不是腸躁症的症狀，只是很容易會因為腸躁症而併發。

基本上，打嗝、放屁等等的症狀，大多是「吞氣症」所引起，患者用嘴巴將空氣吞下肚子，而非吸入肺部，醫學上稱為「咬牙吞氣症候群」。如字面所示，吞氣症的起因就是患者用嘴巴吞下了過多的空氣。

正常來說我們是用鼻子呼吸，但吞氣症患者卻是把空氣吞入胃部，這樣的說法應該會讓不少人嚇一跳吧。其實當我們在呼吸或是吃東西時，多少都會把少量的空氣吞進肚子裡，再者，吞一次口水大約會有15 c.c.的空氣跟著一起進入胃部，通常進入胃部的空氣量都算少，所以能被身體自然吸收，或是無聲無息地從腸道排出體外，並不會帶來什麼影響。

但是患有吞氣症的人，會因為吞進了過量的空氣，導致身體無法負荷，所以藉著打嗝或放屁的方式，可將多餘的空氣排出體外。

另外，如果空氣堆積在肚子裡，就會有「腹脹的感覺（腹部脹氣）」，除了很不舒服之外，多餘的空氣在腸胃裡翻動的時候，肚子就會發出咕嚕咕嚕的聲音。

打嗝、放屁或是肚子發出聲音，基本上都不會讓人感到疼痛，但是卻因為難以控制，所以難免會造成莫大的心理壓力，這種壓力會讓吞口水都有問題，因為吞口水時會吃進空氣，進而導致不斷放屁，害怕放屁的情緒又會讓壓力變得更大，患者就這樣陷入惱人的惡性循環之中。

吃東西吃得太快或是暴飲暴食等飲食習慣，會因為呼吸以及牙齒的咬合的關係造成吞氣症，但其實最大的肇因還是來自於壓力。

由於我們在睡覺時幾乎不會吞口水，所以早上起床肚子比較不會作怪，然而到了下午可就不一樣了，這就是吞氣症的特徵。

有很多腸躁症的患者會因為壓力而引發吞氣症，結果打嗝、放屁樣樣來，讓人困擾不已，但基本上只要能把腸躁症治療好，排放「瓦斯」等問題幾乎都能獲得解決。

「改掉囫圇吞棗的壞習慣」，或是「矯正牙齒咬合的問題」，雖然多多少少可以讓吞氣症有所改善，不過最終還是得回歸壓力的源頭，也就是將腸躁症治療好。

如果只是單純的吞氣症問題，那治療上就簡單多了，只要記住「每個人都會吞口水」，並且「吞口水就是身體排出氣體的主因」，這樣就足夠了，不用刻意強迫自己不吞口水。

人類的身體是一台精密的電腦，擁有神奇的自我修復功能，只要能讓身體感受到改變，身體自然就能慢慢自我修正。

腹痛症狀並不一定都是壞事

腸躁症非常煩人，所以如果對飽受困擾患者說：「其實那些症狀並不全都是壞事。」恐怕聽在患者的耳裡，應該會覺得很刺耳吧。基本上腸躁症的諸多症狀，有不少具有醫學上的「意義」，尤其是腹痛這一點。為什麼呢？因為肚子疼痛表示大腸正在蠕動。

腹痛代表大腸正在蠕動

造成腹痛的便秘

腸躁症若造成便秘，當大腸在擠壓大便的時候就會造成疼痛。

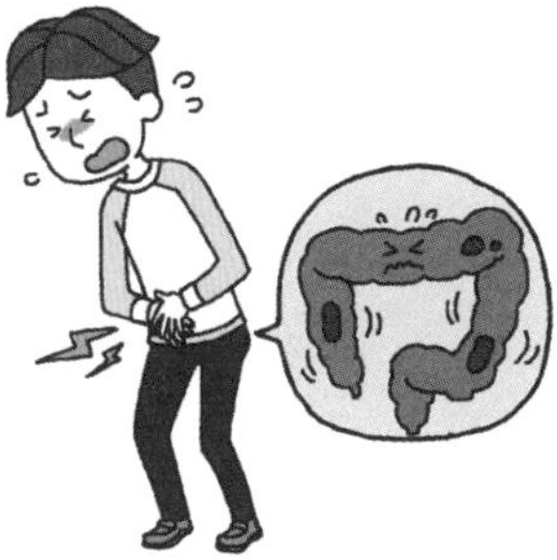

沒有任何感覺的便秘

便秘若不會讓肚子發疼，有可能是因為大腸的功能已經下降，因此首先務必讓大腸動起來。

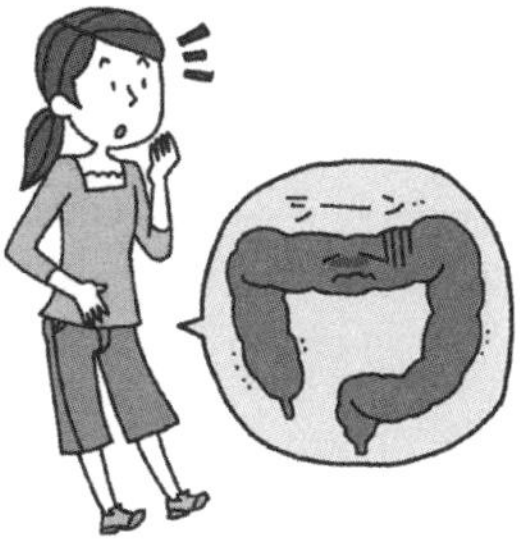

根據前面所說明的腸躁症國際診斷標準，將肚子會不會痛列為標準之一，主要是為了與「不會讓肚子發疼的便秘」有所區別。

不會引發腹痛的便秘，其實比腸躁症還要麻煩，因為肚子不會痛，代表大腸並沒有在蠕動，這跟是不是有便秘問題無關。所以解決便秘，首要之務就是讓大腸動起來。這在治療方面並不是件簡單的事情，需要耗費不少時間。

我認為治療引發腹痛的便秘比治療腸躁症要困難多了，這也是我為什麼如此大聲疾呼「治療腸躁症其實很單純」的原因。

專欄 2 各國人民的腸胃道狀況，會有所差異嗎？

提到大腸扭曲變形，有需要進行手術的是乙形結腸所造成的特殊扭曲。通常S形結腸在腹部是呈現順時針的螺旋狀，但有人卻是很罕見的逆時針。因此在某種情況下腸道若像折氣球一般扭曲變形，會演變成「乙狀結腸扭曲」。如果置之不理，很可能會危及性命，所以從前是讓患者痛苦地接受內視鏡檢查及治療，若是無法妥善處理，甚至還必須緊急開刀施行手術。

不過，自從我研發內視鏡「浸水法」之後，就算是經驗尚淺的醫療單位，也可以輕鬆面對並解決乙狀結腸扭曲的問題。過去乙狀結腸扭曲的治療是相當困難的，但現在已經變得簡單多了。

前些日子我到德國去演講，主題是「內視鏡檢查法」，當時在説明「浸水法」可以讓治療變得如此簡單的時候，原本鬧哄哄的會場突然一片鴉雀無聲。我覺得非常不可思議，所以會後便去詢問一位經驗老道的德國籍教授，結果他說：「乙狀結腸扭曲的患者在德國非常罕見，只有一位醫師有接觸過。」因此現場的學者們才會不知該作何反應。

我在停留德國期間，也替多位當地的患者做了內視鏡的檢查，結果幾乎沒有發現腸道扭曲或腸道下垂的人。這時我才深深感受到國籍、人種不同，連帶會影響到腸胃道環境及狀態。

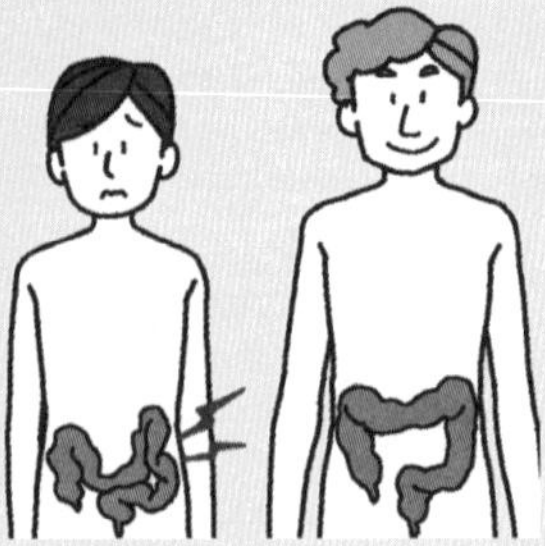

第 3 章

腸躁症確診之前

必須釐清是否為其他病症

原以為很了解腸胃道的結構，但其實一無所知

只要遇到腹瀉或便秘等排便方便的問題，人們往往就會關注在排泄，也就是大便怎麼排出去，但其實真正應該要在意的，應該是我們最早吃進肚子裡的食物，以及那些食物以什麼方式被排放出去。現在稍微離題一下，讓我們先從消化器官的構造開始說起。

人類是將食物送入口中咀嚼，吃到美味的食物時，口水就會自然地分泌，而口水中就含有消化酵素「澱粉酶」。「在嘴巴裡好好地咀嚼食物」其實就是消化系統開始運作的第一步。

咀嚼完畢後嚥下的食物，會先經過食道，然後來到胃部，並在此稍留片刻。這時候，胃部會經由蠕動將食物與胃酸充分混合，讓食物變得黏黏稠稠的容易消化，經常有人會認為胃部也會進行營養吸收，不過其實並沒有。說起來胃部只是讓食物暫時儲放的一個地方，主要的任務就是一點一點地將食物變小、送進腸道，幫助消化系統更有效率地進行消化。

從胃部輸送出來的食物會先進到小腸的入口，也就是所謂的十二指腸，並且在此與膽汁及胰液混合。這兩種消化酵素的加入，才正式宣告食物開始消化。膽汁裡頭含有膽鹽，可以將大塊脂肪變小，而胰液裡頭則含有分解糖分、脂肪、蛋白質的消化酵素。透過消化液的運

人體的消化器官

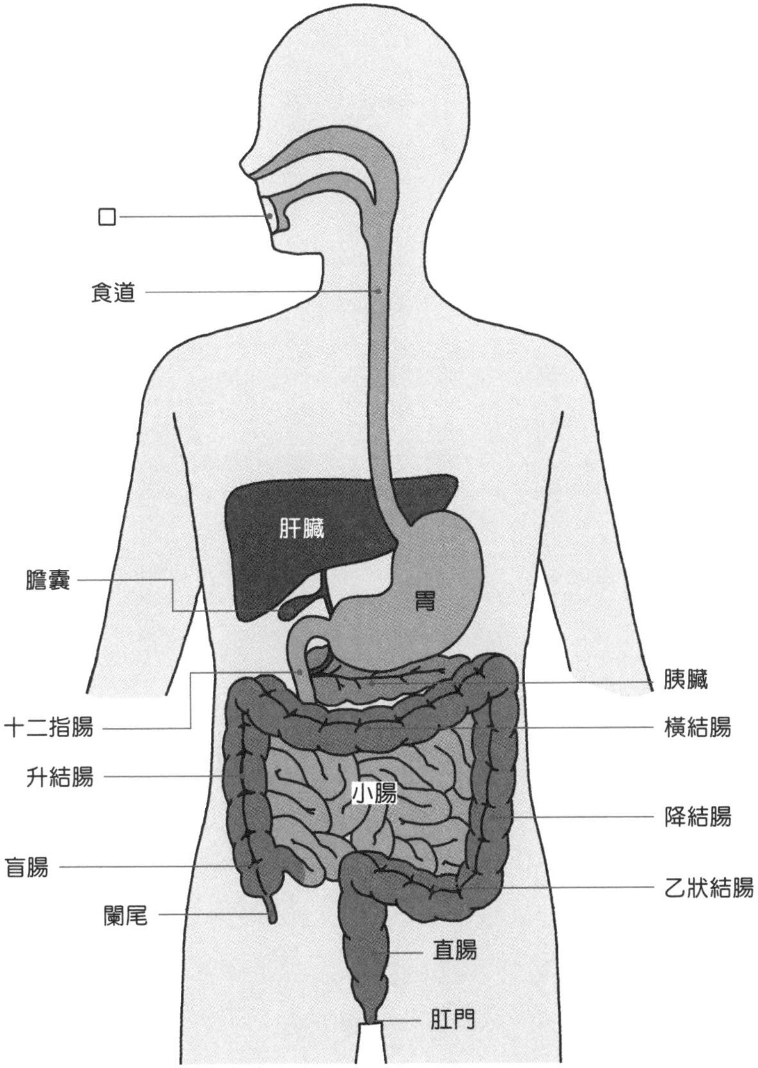
口
食道
肝臟
膽囊
胃
胰臟
十二指腸
橫結腸
升結腸
小腸
降結腸
盲腸
乙狀結腸
闌尾
直腸
肛門

作，讓食物得以分解成更小的分子，因此在通過小腸時，身體所需的營養素就會被分解吸收。

當食物通過小腸來到大腸之後，身體所需的營養素幾乎都被吸收了，「剩餘的」就是構成大便的主要材料。此時，消化過後的食物仍呈現濃稠狀，還有非常多的水分，因此當經過大腸時，主要就會由橫結腸負責吸收水分以及剩餘的電解質（鈉及鉀）。

在這個階段，我們知道大腸並非直接將濃稠物往前送，而是先往前推又再拉回來。在這樣來來回回的過程中，水分一點一滴地被吸收，大便也就慢慢地形成塊狀。

新生成的大便會暫時停留在大腸中，繼續往推進的綠燈，就是「下一次用餐」。食物進入胃部之後，會產生所謂的胃腸反射，讓腸道開始蠕動，接著膽囊所分泌的膽汁進入大腸，會開始蠕動，推著大便向前。接著，大便來到乙狀結腸，蠕動則停止，一直到累積達一定的量之前，大便都會先被存放在此。

大便從乙狀結腸到直腸的運輸機制，跟大腸的其他部分不同，一天只會進行幾次而已，不會一直蠕動。當大便在乙狀結腸及直腸中累積到一定的量之後，直腸壁才會開始伸展，並將訊息傳送到大腦，這就是所謂的「排便反射」。透過排便反射，我們才會因此感覺到便意。

這時我們就會趕緊到廁所去，一切準備就緒之後，就會來一次最後的劇烈蠕動，將大便排出體外。

從口腔開始一路到肛門的整個消化系統運作，牽動了非常多的神經、有非常多細微的調節及搭配。不過，在了解大腸的運作機制之後，就能夠了解到我們日常的行為舉止，基本上會對大腸的運作帶來相當大的影響。例如，吃下食物就是大腸開始運作的信號。另外，睡覺時為了不讓便意打擾美夢，橫結腸及乙狀結腸的運作也會受到壓抑。

腸躁症是醫師診斷的最後階段

在消化系統運作的過程中，如果出現任何異常狀況，都會讓身體產生許多不同的症狀，特別是腹瀉或便秘的情形，起因大多都跟大腸或小腸（下消化道）有關，如果症狀持續多日不見好轉，可能就是腸胃道生病了，需要做各式各樣的檢查來釐清（檢查方式請見下面說明）。另外，某些疾病的症狀也會對腸胃道的運作產生影響。

從下面圖表中，我們可以自行對症狀及身體症狀作出初步判斷。例如，腹瀉或便秘的情況維持了多久、大致上有哪些症狀、同時是否還有罹患其他病症……等等。

腸躁症的自我症狀判斷檢查表

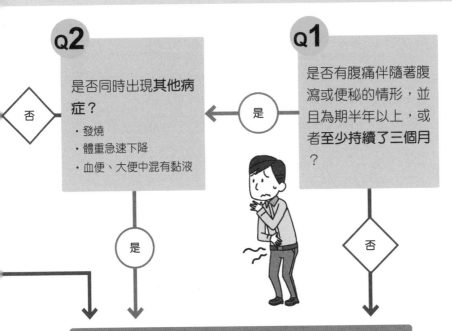

Q1

是否有腹痛伴隨著腹瀉或便秘的情形，並且為期半年以上，或者**至少持續了三個月**？

是 → Q2

否 → 可能罹患不屬於腸躁症的疾病

Q2

是否同時出現**其他病症**？

・發燒
・體重急速下降
・血便、大便中混有黏液

是 → 可能罹患不屬於腸躁症的疾病

否

可能罹患不屬於腸躁症的疾病

與腸躁症症狀相似的疾病非常多，如果你還沒到醫院接受檢查，建議最好找個時間到醫院檢查一下。

急性疾病

- 濾過性病毒或細菌感染所引發的腸胃炎
- 胰臟炎等

慢性疾病

- 大腸潰瘍
- 克隆氏症
- 大腸癌等

非腸道疾病

- 糖尿病、結締組織疾病、甲狀腺功能障礙
- 胰臟炎、胰臟癌
- 腸道鄰近器官產生病變等

可能罹患腸躁症

請參考第五章，先自行嘗試居家護理，如果症狀持續兩周以上都未見改善，必須到醫療院所尋求協助。

腸躁症的排便四大類型

腹瀉型
軟便或水便達百分之二十五以上，固態大便或完整的條狀大便不滿百分之二十五

便秘型
固態大便或像兔子大便形狀的大便達百分之二十五以上，軟便或水便不滿百分之二十五

混合型
固態大便或像顆粒狀大便達百分之二十五以上，軟便或水便也在百分之二十五以上

無法歸類
無法歸類在上面三種情況，即屬無法分類。

Q3

在醫院進行血液及大便檢查時，醫師是否表示「**沒有任何異常**」？

是 → 可能罹患腸躁症

否

注意！五十歲以上是罹癌的高危險群

一旦過了五十歲之後，罹患大腸癌及其他癌症的機率會大大增加，由於癌症初期幾乎沒有任何徵兆，因此當腹瀉及便秘的症狀有所改善時，還是抽個時間到醫院進行癌症篩檢吧。

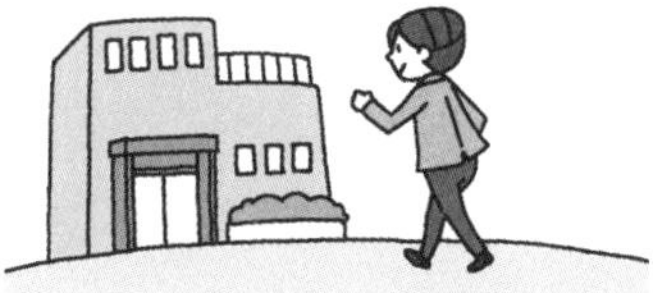

大腸及小腸可能引發的疾病相當多，與腸躁症症狀類似的也不少，其中甚至有些會危及生命。醫師必須將罹患其他疾病的可能性一一排除，若直到最後都沒有找到病因，才能夠確診說：「你罹患的是腸躁症」。這樣的診斷方式稱為「除外診斷法」。

首先，醫師應先針對容易和腸躁症搞混的腹瀉和便秘等症狀做個說明，同時解釋每種不同病症的症狀及治療方式。為了掌握這些疾病的重點，讓我們一起來了解以下的腸躁症診斷說明。

突然發病、病情特別嚴重，甚至伴有其他症狀，請儘快就醫

腸躁症所引發的腹瀉及便秘，經常會伴隨著嘔吐、發燒、體重減輕等狀況，除此之外不太會有其他併發症。如果患者「持續便秘或腹瀉」，那麼就必須先判斷「是不是由其他疾病所引發的？」這是分辨腸躁症及其他病症非常重要的一個程序。如果是其他病症所引起的，就必須將病因找出來，否則恐怕沒有辦法施以正確的治療方式。

腸躁症的確診標準之一，就是患者的症狀可能遠自半年前就開始，至少持續三個月以上，這是為了避免與濾過性病毒或細菌所引發的急性腸胃炎混淆。

濾過性病毒所引發的腹瀉

雖然一樣是腹瀉，但有可能是急速惡化的急性腸胃炎所引起的，最廣為人知的就是感染所謂的諾羅病毒，而O157型大腸桿菌，也會造成感染性腸胃炎。

像這種類型的病症，會讓患者突然猛烈地腹瀉及嘔吐，通常出現症狀的人一定都會想要儘快去醫院接受治療，而且症狀幾乎不會持續超過一個月。

胰臟炎所引發的腹瀉

胰臟主要的功能是分泌胰液，這是主要的消化酵素之一。如果胰臟出現問題，導致胰液分泌不足，即有可能因為消化不良而導致腹瀉。

急性胰臟炎經常會併發腹痛、背痛、噁心、嘔吐、發燒等症狀，嚴重時甚至可能危及生命，算是非常可怕的疾病之一。另外，胰臟的功能降低，還會引發慢性胰臟炎或胰臟癌等。

腸道發炎所引發的「大腸潰瘍」或「克隆氏症」

大腸潰瘍就如同病名所揭示的，是大腸內部發炎所導致的潰瘍症狀。一般來說，這樣的狀況會在腹瀉時發現血便，並帶有發燒及體重減輕的現象。雖然目前我們知道這類的疾病是因為免疫力下降或是某種細菌所引起，但其實在醫學上還有許多無法理解的地方。

另一方面，克隆氏症的症狀和大腸潰瘍一樣，是身體內部消化道的發炎反應，不過好發的部位並不只侷限在大腸，嘴巴、胃部、小腸、大腸等等，任何一個消化器官都有可能受到克隆氏症的糾纏。

無論是大腸潰瘍或是克隆氏症，幾乎都不可能自行好轉痊癒，如果長期拖下去，甚至可能會危及生命，所以及早發現、及早治療是非常重要的。

大腸癌亦可能引發便秘及腹瀉

大腸的所有病症中，最需要特別注意的就是大腸癌了。大腸內如果長了惡性腫瘤或是息肉，腸道因此變得狹窄，進而使得大便難以通行。這麼一來可能會導致便秘，或者排出來的大便形狀會顯得特別細長。

隨著病情的惡化，大腸腸道變得越來越小，為了讓大便能夠順利排出，所以大腸會讓大便保留更多量的水分，結果反而容易造成腹瀉，這樣的情況也所在多有。

大腸癌與其他癌症一樣，初期幾乎沒有任何會讓人察覺的症狀，就算是引發了便秘或腹瀉，患者大多會想「反正又不會痛，我再觀察看看好了……」結果反而因此錯過治療的黃金時期，這樣的例子屢見不鮮。

一般人會認為如果自己罹患了大腸癌，應該會有血便的現象，但因為沒有，所以就自認為不需要擔心，其實這種情況反而才更需要留意。初期的癌症腫瘤還小，幾乎不會造成肉眼可見的血便，即使真的因為癌症而導致出血，也會因為血液混入大便之中而難以分辨。

更重要的是，大腸中還分了許多部分，包含盲腸、升結腸、橫結腸等等，也都有可能發展惡性腫瘤，若是腫瘤長在這些部位，因為大便中的水分還很多，所以不容易造成便秘，而且就算有出血的狀況，血液也會在通過大腸的過程中產生變化，大便變成黑色，一連串的影響會讓辨別的難度更加提高。

遺傳是患者罹患大腸癌的主要因素之一，一般來說，只要過了五十歲，罹患的機率便會大大提升，如果家族之中有人曾罹患大腸癌，那麼根據容易罹癌的年齡分布，過了五十歲，甚至四十歲過後，卻還沒有替自己定期安排健康檢查，這樣的人可不要認為自己只是單純的腹瀉或便秘，而輕忽了隱藏在症狀背後的病因，建議還是到醫療院所進行完整的檢查比較好。

容易輕忽的腹瀉及便秘

在此之前說明的都是攸關生命、及早治療為佳的一些重症。除此之外還有些危險度較低，但卻不明原因而腹瀉或便秘的狀況，為此煩惱不已的人也不少。

不過，很多人會擔心「真的有必要為了腹瀉或便秘這種小事，就到醫院看診嗎？」而且有很多人會因為檢查的過程會讓人感到不安、感到害羞，因此躊躇不前，真正為了便秘或腹瀉而到醫院掛號求診的人其實並不多，畢竟並不是具有急迫性的病症。

並且，應該也有很多人即使到了醫院看診，還是不知道詳細的病因，所以決定不再向醫師求助，反而自己到藥局隨便買藥回家服用。如果腹瀉及便秘並不是由癌症或發炎所引起，那麼醫師一般也不會太重視，這樣反而會讓患者更加困擾，導致治療更難以遂行，這就是醫療現場最真實的情況。

那麼，現在就讓我們一起來看看除了腸躁症以外，其他會讓人腹瀉或便秘的幾個狀況及原因吧。

偶然腹瀉，卻不是疾病

明明沒有生病，但卻經常拉肚子，令人不勝其擾，這樣的情況很有可能是食物或是飲料所導致。

相信大家都知道，一旦吃了太辣、太油的食物，或者是暴飲暴食等等，很容易引發腹瀉。吃了平常不太接觸的食物，就容易搞壞肚子，大便也變得像稀泥一般，有過這種經驗的人想必也不少吧。

不過，我們日常隨手可得的食物之中，其實有些也會造成腹瀉。

牛奶：乳糖不耐症所造成的腹瀉

會讓人腹瀉的食物中，最具代表性的就是牛奶了。想必有很多人一想到牛奶就會聯想到肚子不舒服，基本上喝了牛奶肚子就會作怪的人，很可能就是有「乳糖不耐症」的問題。

牛奶裡頭有一種糖類稱為「乳糖」，患有「乳糖不耐症」的人主要是因為用來分解乳糖的消化酵素不足，一旦一口氣喝下太多牛奶，肚子就會開始變得怪怪的。

容易引起腹瀉的食物

牛奶

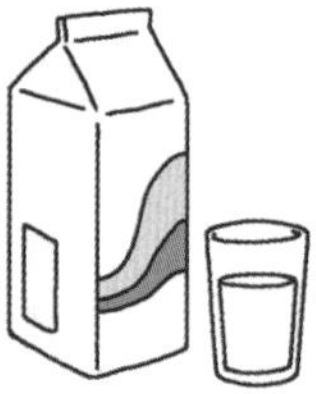

市面上有許多飲料或加工食品都添加牛奶，我們很有可能在不知情下攝取了牛奶。

咖啡

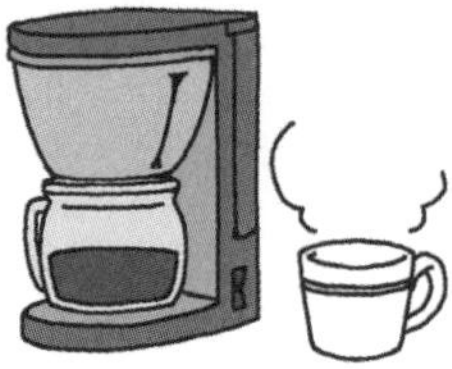

一天平均三杯的量，除了在咖啡店喝之外，買瓶裝或罐裝咖啡喝的人也不少。

酒精類飲料

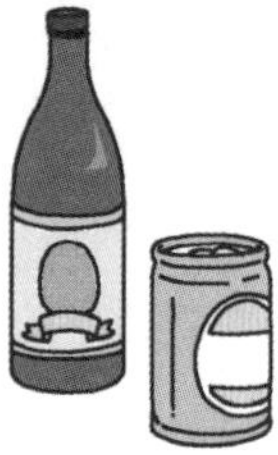

啤酒一罐350c.c.，就算只是偶爾喝一次，但若是一次喝太多，還是會造成腹瀉，對身體帶來負擔。

乳糖不耐症屬於體質問題，無法治癒，但是沒有人可以完全不喝牛奶，所以只要在日常生活中稍微注意一下，不要一次喝太多牛奶，就可以避免腹瀉的問題。

酒精：酒類是強力的瀉藥

日常生活中，會引發腹瀉的食物相當多，最廣為人知的就是酒精類飲料了。由於酒精類飲料會刺激腸胃蠕動，因此在喝了太多酒精類飲料之後，很容易產生腹瀉。

在我服務的久里濱醫療中心裡，設有專門治療酒精依存症患者的門診，而為此住院治療的患者，幾乎百分之百都有腹瀉的症狀，而一旦開始執行戒酒治療之後，他們就全都轉為便秘了，真的令人感到非常驚訝。由此可知，酒精真的是強力的瀉藥啊。

咖啡：咖啡攝取過量的問題

應該有很多人喜歡藉著喝杯咖啡的機會稍微喘口氣吧。不過因為喝咖啡有可能會導致腹瀉，反而會讓自己沒辦法好好休息，但似乎很多人並不知道自己做了本末倒置的事情。

有很多人在餐後會習慣來杯咖啡，因為覺得喝咖啡可以「幫助消化」。的確，咖啡會刺激腸道的蠕動，所以具有促進排便的效果，很多人在喝了咖啡之後會感到舒暢許多。

如果是餐後開開心心地喝一杯，以喝的量來講應該不會造成什麼大問題。不過，若是選擇喝冰咖啡，就要特別注意了，因為冰涼的咖啡比起溫熱的咖啡更容易入喉，所以很容易不知不覺喝過頭，最後導致腹瀉。

在美國及歐洲等地，人們很早就養成了喝咖啡的習慣，不過長久以來一般人並不喝冰咖啡，iced coffee這個英文名詞，可是近期才流行起來的。大家可能都認為歐美人在日常生活中喝很多咖啡，但其實他們只是藉著喝點義式濃縮咖啡、卡布奇諾或是拿鐵等，轉換一下心情罷了，實際上所喝的量並不如我們想像得那麼多。

然而，日本人就是真的很愛喝咖啡了，一天要喝下好幾杯冰咖啡的人恐怕為數眾多。

況且，跟熱咖啡比起來，冰咖啡可以毫無困難地大口大口暢飲，很多人一天甚至當作冷飲喝好幾杯。喝那麼多冰咖啡，而且又是冰涼的飲料，造成腹瀉也就不令人意外了。

一般說來，若造成腹瀉的原因是食物，除了極端的乳糖不耐症或過敏症狀之外，只要攝取的量能夠控制在「適量」的程度，就可以好好享受美食所帶來的樂趣，並且不會損及健康。

便秘通常不會引起腹痛

說起來造成「便秘」的原因相當多，強忍著不去上廁所，沒有按照正確的生理反應去排泄，往往就會造成便秘；生活習慣不佳也會造成便秘；另外還有大腸的問題、軟便劑使用過量、吃的東西所造成的便秘等等。原因不同，當然治療的方式也會大不相同。

便秘跟腸躁症一樣，只要能夠找出正確的原因，自己在家都可以進行改善。

不會引起腹痛的幾種便秘類型

直腸型便秘

每當想去廁所上大號的時候，就強行忍住……長此以往反覆強忍，漸漸地身體就不會傳達便意，最後就會形成便秘。這是嬰幼兒或是臥病在床的人便秘的主要原因。

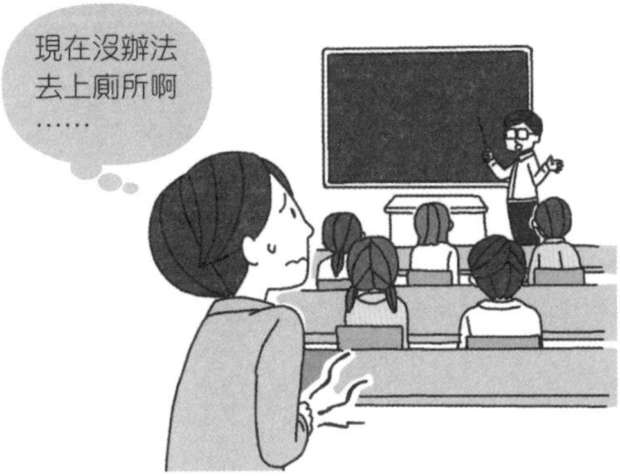

痙攣型便秘

大腸因為痙攣抽蓄難以排便，進而導致便秘。這類型最大的特徵就是大便會呈現一顆一顆圓圓硬硬的顆粒狀，並且越是在意，症狀越嚴重。

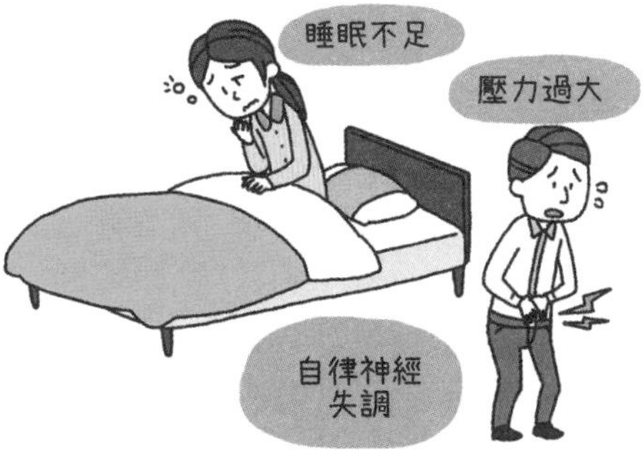

遲緩型便秘

服用了過量的軟便劑，導致大腸功能受到破壞，反而更難將大便排出體外。每當增加軟便劑的藥量，就會損及大腸的正常運作功能，陷入惡性循環。

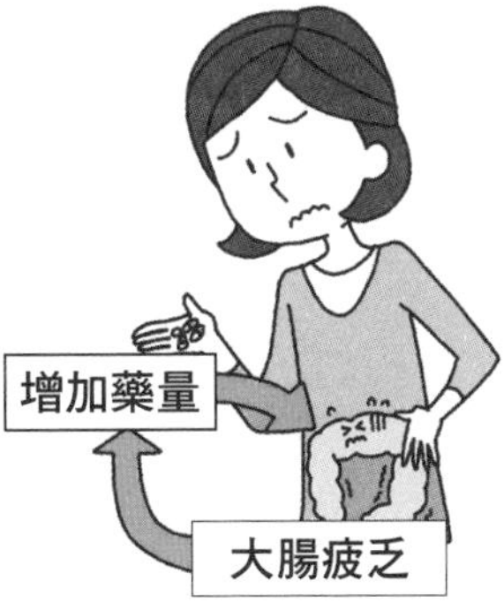

直腸型便秘：沒有便意

上大號是日常生活中最精密且敏感的活動之一，特別是擔心會把大便拉在褲子裡的焦慮不安，簡直就是足以引發腸躁症的巨大壓力。

說起來，大便不僅在心理上讓人感到非常在意，甚至整個排泄系統也是極端敏感、容易受到外界影響。一般來說，便意的訊號是由大腸發送到大腦的，如果強制壓抑，當然可以讓自己打消想上廁所的衝動，這種感覺言語難以形容。但如果長期壓抑過頭，便意就會慢慢消失，甚至不再發送，最後就會讓人陷入便秘的窘境。這就是所謂的「直腸型便秘」。

日常的排泄行為其實深受飲食、睡眠及運動等各項生活習慣所影響，有不少人一旦習慣被打亂，就很難再次回到正常的軌道上。

我在為直腸型便秘的患者進行大腸X光檢查時，往往都會在直腸部位發現大量的宿便。患者所囤積的宿便明明已經多到令人吃驚了，然而患者本人卻感覺不到任何「便意」。

在治療方面，我們會先採用浣腸劑，讓患者一次將大便排出，以利直腸保持清空的狀態。之後就算沒有便意，也會請患者在每天早餐過後或是晚餐過後，趁著大腸蠕動旺盛的時間，到廁所去蹲馬桶，藉以養成正確的習慣。

壓力型腸躁症引發腹瀉的情形

一般狀態的大腸

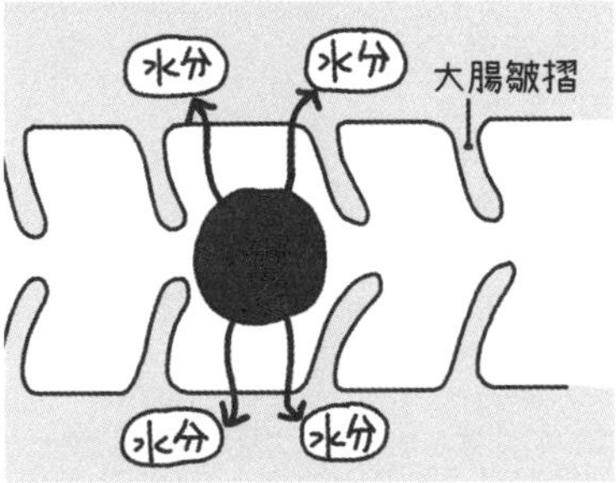

大腸皺摺的作用，是附著在大便的前後左右，慢慢將大便往前推，在這個過程中吸收大便中的水分。

壓力型腸躁症患者的大腸

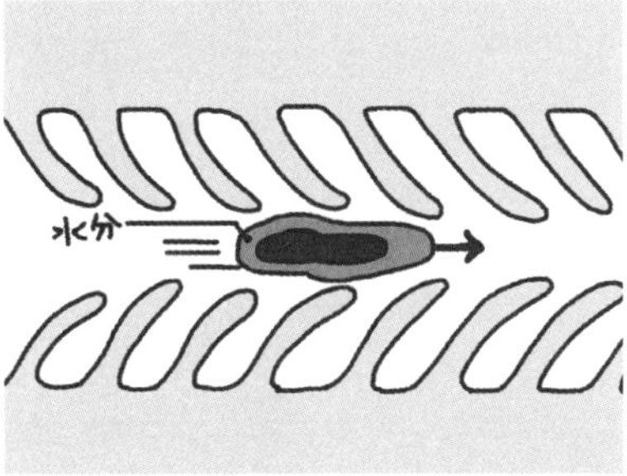

在強大壓力的影響之下，大腸皺摺與皺摺之間的間隔會變小，因此大便會被一股強大的力量快速往直腸方向推擠。

直腸功能的恢復速度與年齡無關，一般來說一到兩周之內直腸就可以恢復正常運作。

痙攣型便秘：大腸痙攣抽蓄

壓力型腸躁症的患者，會因為壓力導致腸道的異常蠕動，進而造成腹瀉。不過，也有人在受到壓力刺激之後，腸道同樣產生異常蠕動，但卻導致便秘，這就是所謂的「痙攣型便秘」。

在壓力型腸躁症中，屬於腹瀉症狀的患者，大腸皺摺之間的間隔會變得很小，造成大便在腸道中快速由上往下流動，這樣的過程會讓大腸的運作速度大增，最終形成腹瀉。

而另一方面，屬於痙攣型便秘或是壓力型腸躁症引發便秘的患者，大腸皺摺會在同一個地方反覆地收縮及擴張，卻不會讓大便往前或

痙攣型便秘的情形

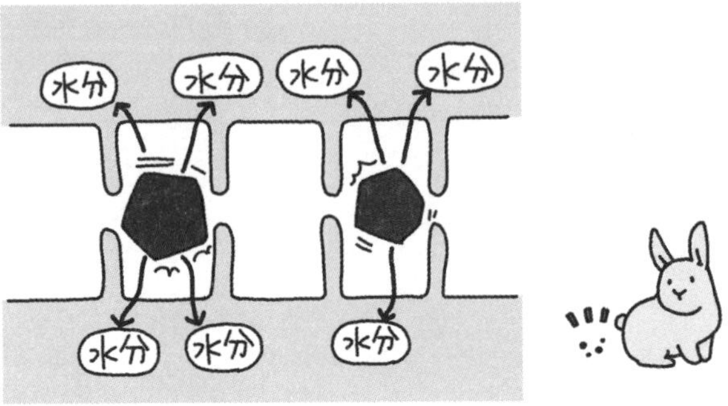

罹患痙攣型便秘或是壓力型腸躁症引發便秘，大腸皺摺之間的間隔會縮小，大便停留在皺摺之間，水分被一點一滴吸收，逐漸縮小。

往後移動。在這樣的情況下，大便就會暫留在皺摺之間，無法順利被往前推擠，並且水分會一點一滴地被身體吸收，讓大便本身逐漸壓縮，慢慢變成像顆粒大便一般又圓又硬。

痙攣型便秘和壓力型腸躁症的病因一樣，都是來自於壓力，因此可以在進行內視鏡檢查時，藉著患者正處緊張壓力之下，觀察腸道收縮的情形。然而，緊張壓力讓腸道所產生的反應相同，卻會造成腹瀉或是便秘兩種不同的結果，箇中原理目前我們還不是很清楚。另外，便秘型腸躁症往往會讓患者的肚子疼痛不已，但痙攣型便秘卻幾乎不會引發腹痛。兩者之間的差異，目前也只能說是「體質不同所造成的影響」。

在治療這類型病症時，首先會讓患者理解「壓力會讓大便壓縮變小，因此以體質來講，即使沒有每天上大號也不要緊。」這是非常重要的一點。如此一來，就算沒有從源頭舒緩壓力，但只要患者能夠知道「原來是這麼一回事」，那麼便秘的情況就會減輕許多。另外，為了讓大便能夠變得柔軟些，我們會要求患者多喝水，並且在飲用水裡加點寡糖（請參考第4章），通常效果都挺不錯的。

不過說起來，這樣的體質所帶來的倒也不全都是壞事。像是遇到緊急事件，連帶引發龐大壓力時，不會因此一直到廁所報到，所以在面對困難的事情時，這樣的體質還算有點好處。痙攣型便秘可能是人類在經過漫長的歷史所演化而來的體質。

遲緩型便秘：過度使用瀉藥導致大腸功能遭到破壞

市面上被運用得最廣的瀉藥，大致上可分成兩大類，一種是直接刺激大腸，強制腸道蠕動，進而將大便推擠出來，屬於「大腸刺激性通便劑」；另一種則是讓大便變得柔軟，易於通過腸道，也就是所謂的「機械性通便劑（滲透壓通便劑）」。機械性通便劑則分為寡糖或是金屬鎂兩種類型（請參考第4章）。

在這兩大類型的通便劑之中，會引發遲緩型便秘的是「大腸刺激性通便劑」。大腸刺激性通便劑（以下簡稱通便劑）一般會用在季節變換或是身體狀況不佳時，另外，女性月經來潮也常會引發急性便秘，這些情況都非常需要仰賴通便劑的幫忙。再者，像是慢性便秘的患者，可以用通便劑來重新調整變硬的大便。

不過，慢性便秘的患者若長時間使用通便劑，甚至天天使用，大腸會因為太常接收到刺激，因而慢慢地變得疲乏，如此一來，就必須要靠增加藥量來刺激大腸充分蠕動，但過沒多久大腸還是會逐漸適應增加後的劑量，因此又不得不將劑量繼續往上提高……就此陷入惡性循環之中。

最後，大腸終究會落得什麼藥物都無法產生效果的地步。每天服用通便劑，持續一段時間之後，大腸的神經會遭受損害，難以恢復正常。這就是造成鬆弛型便秘的真實情況。

罹患鬆弛型便秘的患者，在持續服用通便劑的過程中，會不斷地增加劑量，而且肯定有很多患者所使用的劑量，已經遠遠超過醫師的建議。在我的門診病人之中，就有一天吃下兩百五十顆通便劑的案例，甚至有人每年花在藥物上的金額，幾乎都可以買一台車。一開始這類型的患者是因為不吞下那麼多藥就不會產生效果，但後來就慢慢陷入「通便劑依賴症」的狀態，不吃藥就會感到焦慮不安。

另外，若腸道裡還殘留通便劑的成分，即使大便都已經清乾淨了，患者還是會有想大便的衝動。明明清空了，但卻還是感覺肚子裡有大便，我將這樣的現象稱為「便秘幻覺」。就治療的角度來看，首先第一步就是停止使用通便劑，讓腸道可以好好地休息喘口氣。只是，恢復的時間會拖多久，端看患者本身服用通便劑多久，有些需要花上好幾個月，甚至必須耗費好幾年。

飲食所造成的便秘：攝取過多植物纖維的反效果

想必大家都知道，食物纖維是改善便秘的最佳良方，但有很多深受便秘所苦的人，會有食物纖維攝取過量的情形，這就是我們常說的過猶不及。食物纖維攝取不足容易造成便秘，但攝取過量事實上也是便秘的原因之一。

食物纖維之所以能產生改善便秘的效果，主要是來自於難以被消化的特性，當食物纖維完整地被送到大腸時，可以增加大便的體積，此時大便就會變得又大又軟，容易被排出體外。不過，原本大便的量就很多的人，要是過度攝取食物纖維，造成大腸有太多的大便，反而會變得難以排出，不但屁變多，便秘惡化的情形也不少。

身體姿勢會影響大腸位置

■ 坐下時

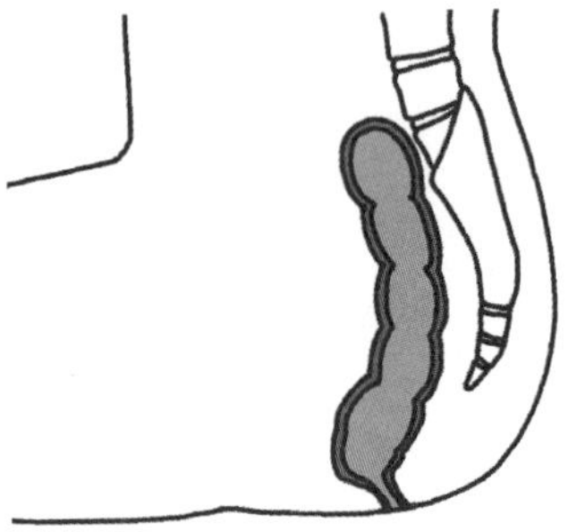

肛門及直腸的角度平順，是非常適合上廁所的姿勢，但這種姿勢雖然正確，卻沒有辦法促進排便順暢。

■ 站立時

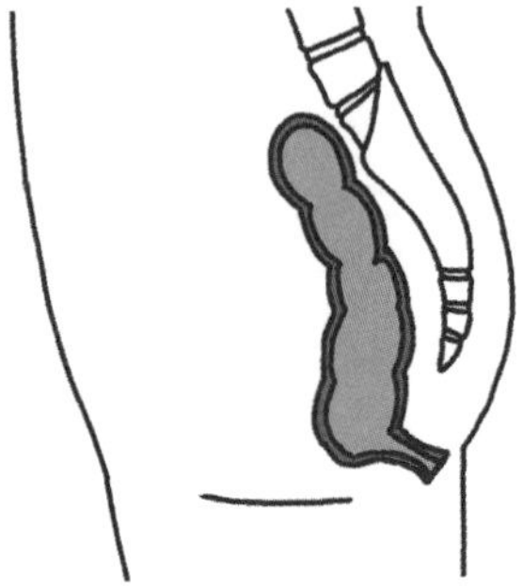

直腸的出口形成角度接近直角，這樣有助於大便不會輕易排出體外。

■ 雙腳彎曲、抱著膝蓋時

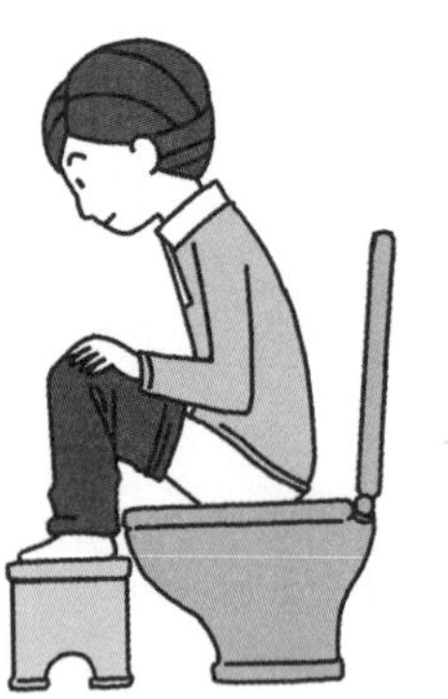

使用坐式馬桶時，把腳墊高，可促進排便過程更順暢。

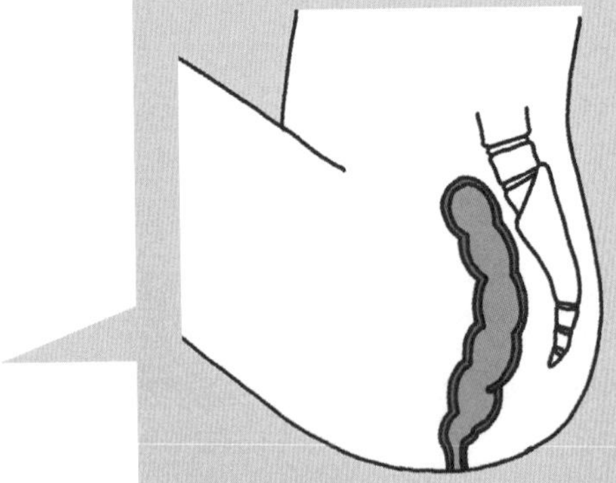

此時直腸與肛門幾乎呈一直線，即使不用腹部施加壓力，也可以讓腸道中的大便順暢地排出。

肛門的角度：身體姿勢會影響排便順暢與否

有些人會因為自己很難排便，總感覺沒辦法排乾淨，於是認為自己是容易便秘的體質，但其實並不是所有人都是大腸出問題。事實上，難以排便，有時候也可能會歸咎於肛門。

當我們站立的時候，直腸的出口與肛門會形成一個接近直角的角度，以避免大便不小心排出體外。不過，肛門及直腸之間的角度（一般稱為直腸肛門角），會因為人種的不同而有所差異，甚至每個人之間都有所不同，跟歐美國家的人比起來，亞洲人的直腸肛門角一般都偏小。

直腸肛門角的角度過小，使用坐式馬桶，光是坐著並沒有辦法順暢排便，因此每當角度不妥大不出來，很多人就會胡亂使用腹部的力量，只為了把大便擠出來，這其實根本沒有必要。有便秘問題的人多多少少也會像這樣用腹部出蠻力硬擠，結果造成肛門撕裂傷、痔瘡等問題，讓自己陷入更麻煩的窘境。

上大號本應是件舒服的事情，但對直腸肛門角的角度偏小的人來說，到底要用什麼姿勢才能通體舒暢呢？答案非常簡單，就是使用蹲式馬桶。深深蹲下、手抱著膝蓋，這樣的姿勢可以讓肛門的大鎖徹底解開，腹部不需要施力也可以輕輕鬆鬆地排便。

不過，一般家庭少有蹲式馬桶，所以在此我們建議大家可以準備一張高二十公分左右的凳子放在廁所備用，上大號的時候可把腳踩在凳子上，此時腰部的角度會變得更彎，排便也會變得更順利。排便有麻煩問題的人，一定要試試看這個方法。

容易造成便秘的生理情況

季節變換或是氣候不佳的時候，自律神經往往會受到影響。自律神經與腸道的蠕動有非常密切的關連性，所以也很容易因此引發便秘。

另外，到外地出差或是改上夜班的時候，容易讓壓力大增，此時自律神經也會受到影響，甚至可能導致自律神經方面的疾病；服用藥物有時候也會影響自律神經，這些情形都可能導致便秘。

另一方面，女性有容易罹患便秘的傾向，原因可能是由於女性的力氣比男性小，且運動量也較為不足，並不侷限於腸躁症。不過，另一個女性容易罹患便秘的主因，跟女性特有的生理循環週期有關。

女性的身體為因應月經週期，荷爾蒙的分泌會產生相當大的變化，其中女性荷爾蒙之一的黃體素，就與抑制大腸蠕動有相當大的關係，月經來潮前，黃體素會大量分泌，此時就容易導致便秘。

診斷腸躁症必須醫師問診及進行大腸檢查

在進行腸躁症的確診時，必須要將以上幾項疾病或生理狀況一一排除。現在，就讓我們依據病症的特徵來檢視腸躁症的診斷流程。

首先，讓我們來思考患者在就診時，應該掛哪一科門診。

治療腸躁症現在可以掛腸胃科、身心科或是精神科，不過，事實上無論是哪一科的門診，都缺乏對腸躁症知之甚詳的醫師。以腸胃科的醫師來說，消化器官的病症難不倒他們，但面對壓力所引發的問題就束手無策了。相反的，身心科或精神科的醫師，對紓解壓力很有一套，但恐怕無法對消化器官的問題做到面面俱到……這是真實情況。更何況，似乎有不少人對於到身心科或身心科求診感到猶豫。所以如果醫院或診所設有家醫科，先到家醫門診詢問醫師專門的科別，也是個好辦法。

醫師問診時患者必須正確傳達的事情

關於腸胃的症狀

- 從什麼時候開始出現症狀的？
- 一天平均得跑幾次廁所？每次上廁所大多需要花多少時間？
- 大便呈現什麼狀態？每次都差不多嗎？還是會有不同的變化？
- 白天時、睡覺時、平常日，以及周末等等不同的情況下，症狀是否會有所不同？
- 是否有造成病症的壓力來源？
- 什麼樣的情況下症狀會惡化？什麼樣的情況下症狀會有所改善？
- 家族是否有其他人也深受相同病症所苦？（諸如此類）

其他症狀相關

- 是否有發燒的情形？（持續輕微發燒，或是經常有發燒的情況等等）
- 體重是否突然有所變化？
- 大便是否混有血液或是不明黏液？
- 大便形狀是否非常細長呢？
- 先前發病的時候，治療的過程如何？

（諸如此類）

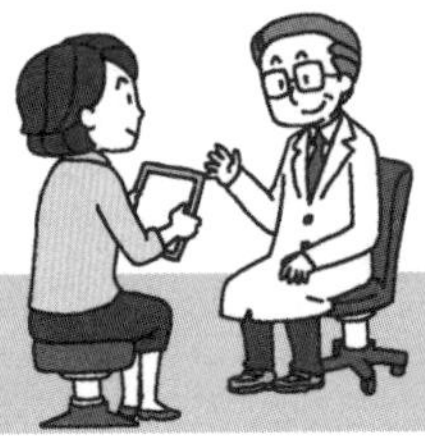

就診前事先將以上問題條列清楚，然後慢慢地說給醫師聽吧。

問診：患者不僅要闡述症狀，還必須說明日常生活方面的變化

在面對醫師問診的時候，患者的首要之務就是正確傳達自己的症狀。腸胃的狀況當然必須鉅細靡遺地說明清楚，另外，像是症狀開始的時間點、持續多久了、對於日常生活造成了什麼妨礙等等，也必須具體闡述。

除了腹瀉、便秘以及腹痛之外，若有其他肚子的症狀也必須據實以報。而且，不僅白天的狀況得報告，晚上若有產生便意也要清楚記下，甚至必須反覆回想睡眠中有沒有發生任何令人困擾的狀況。

患者對於自己罹病以及日漸惡化的「主因」，心裡有沒有一個底也是很重要的關鍵。如果患者本身沒辦法清楚掌握病因，那麼將所有症狀以及一整天的行程表，一併條列彙整出

來，也是個好方法，說不定可以從中發現意想不到的事情。

生活方式的改變也是很重要的情報，特別是腸道型腸躁症的患者，因為生活產生變化導致運動量減少，很容易就會出狀況。

以上班族來說，因為辭去工作所以不需要再通勤上下班、轉換跑道從外務工作變成內勤等等，都是重大的變化；而學生為了念書或是考試不得不暫停社團活動，使得日常生活軌道起變化，這些都可能是引發腸躁症狀的原因。

患者必須說明家族是否有腸胃道疾病史

在各類型的腸躁症之中，腸道型腸躁症的患者，普遍都會有「其實我媽媽的腸胃一直以來也都不太好……」等自述。也就是說，家族裡總是會有幾個因為類似症狀而不勝其擾的案例。

據統計，罹患腸躁症或是便秘的患者，有百分之三十到六十的人家族之中也有相同病症的患者。我認為大腸的構造會代代相傳是主因之一。因此，以程度上來說，親子或是兄弟姊妹之間較容易罹患相同的病症。

就現在的門診經驗來看，親子或是兄弟姊妹為了同樣的疾病前來求診的案例相當多。親子不僅五官面貌及體格會有高度相似，就連大腸的構造也會大同小異。

不過，其他類型的腸躁症，是不是也一樣很容易在患者的家族之中，找到患有同樣疾病的家人，目前還無法確認。

以大便檢驗及內視鏡檢查確認

在診斷患者是否罹患腸躁症時，必須先排除大腸癌及發炎症狀等重大病症，因此有必要施行大便檢體的檢驗（重點在於檢查大便中是否帶血），如果大便檢體的檢查報告有異常，就會進一步施行大腸內視鏡檢查。

內視鏡主要是檢查大腸的腸道中部是否有惡性腫瘤、息肉，或是發炎症狀。如果大便檢體的檢驗及內視鏡檢查初步來看都沒有異常，那麼就可確診為腸躁症了。

不過，即使沒有異常，那也是僅止於大腸內部罷了。

一般人談到內視鏡檢查總會有「必須花上很多時間」、「過程非常痛苦難忍」等印象，所以就算檢查結果顯示大腸內部沒有任何異常，但內視鏡檢查本身就帶來不少問題了。

當然，檢查的過程是否順利，與醫師的技術有關，不過現在的大腸內視鏡檢查已經不再須要像以前一樣得花上幾十分鐘，痛苦指數當然也下降不少。

大腸內視鏡檢查

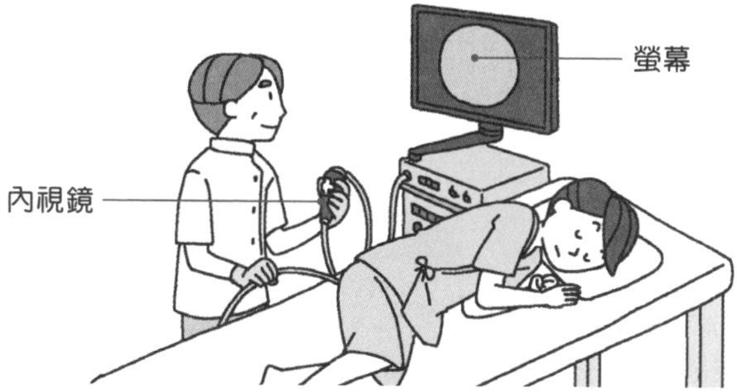

施行檢查之前，會請患者先預做準備工作，讓大腸中的大便可以順暢清空。將大便徹底排出之後，患者在檢查台上側躺，由醫師將內視鏡從肛門插入。內視鏡所拍攝到的畫面會顯現在螢幕上，醫師會邊看著螢幕、邊操作內視鏡。

另外，為了讓患者的大腸清空，在施行檢查前，一般都會讓患者先行使用浣腸劑，這樣的事前準備其實患者都能夠接受，並不會帶來什麼問題。

然而，對腸道型腸躁症患者來說，雖然事前準備相同，但因為患者的大腸構造已經出了狀況，歪七扭八的腸道會讓大便及浣腸無法順利通過，所以不僅腸道無法順利清空，甚至還有些患者會把浣腸劑噴出來，過程之辛苦可想而知。

●內視鏡檢查過程，與醫師互動

因為疑似罹患腸躁症而前來我的門診掛號的患者之中，有絕大部分已經跑了多家醫療院所。

確認內視鏡檢查的過程

病人本身對檢查感到痛苦

- 檢查前服用了通便劑，但卻無法順利清空腸道
- 檢查的過程中感到疼痛不堪
- 經常放屁而困擾不已

（諸如此類）

施行內視鏡檢查時，如果患者感到特別難受，那可能是罹患未知病症的徵兆。

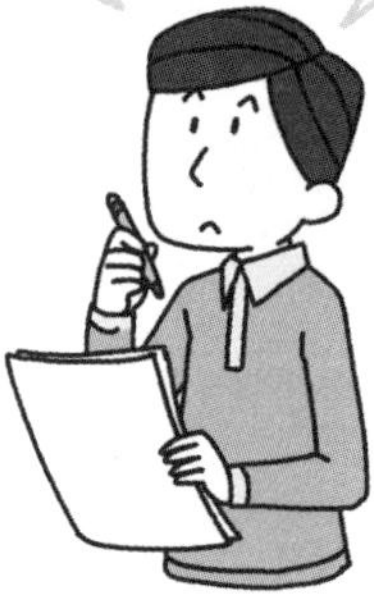

希望患者向醫師問清楚

- 自己在接受內視鏡檢查時是否並不順利？
- 哪個部分最為困難？
- 整體來講檢查花了很長的時間嗎？（諸如此類）

很多腸躁症患者，將內視鏡檢查視為畏途，就連醫師也是如此，所以在檢查過後向醫師確認以上問題，可以當作很好的參考資訊。

以前，當我詢問接受過內視鏡檢查的患者檢查結果時，幾乎所有的人都會回答說：「之前的醫師說我沒有任何異狀。」

然而，當我追問：「那麼你覺得內視鏡檢查如何？」果然大部分的人都是說：「真的非常難受啊。」會覺得大腸內視鏡檢查「非常難受」的人，其實就是異常的警訊。

內視鏡檢查就如同字面上的意思一樣，是為了「審視身體內部」所做的檢查。一般來說檢查時很容易會有「腸道中部沒有異常就好了」的傾向，但若從腸躁症或便秘的角度來看，恐怕會犯下「見樹不見林」的錯誤，忽略了腸道的真實狀態。不放過任何一個小小的異狀、仔仔細細地檢查腸道的狀況，並且確實地掌握所有資訊，但事實上要做到這種程度並不容易。

就腸躁症患者的角度來看，因為腸道並沒有腫瘤生成或是發炎現象，然而排便還是非常不順，再加上經過辛辛苦苦的檢查之後，醫師卻簡單說了句「沒有異常」，當然會讓患者感到十分困擾。

我現在持續在向日本消化器官疾病學會，以及日本消化器官內視鏡學會的醫師們傳達一個觀念——遇到檢查過程相當困難的患者，要直接說明：「幫你做內視鏡檢查時，過程很不容易喔。」對於腸躁症或是便秘的患者來說，「檢查過程並不順利」，即表示內視鏡在通過腸道的過程中，碰到許多隱而未見的東西。

患者也一樣，在接受內視鏡檢查的時候，不僅要重視檢查的結果，更要主動向醫師詢問「整個檢查過程總共花了多少時間？」「檢查時會很困難嗎？」等問題。

如果醫師表示檢查花了相當多時間，而且過程並不容易，我建議患者繼續追問醫師「這樣的情形常見嗎？」以及「會花這麼多時間的理由是什麼呢？」因為有很多時候問題並不是出在腸道裡頭，而是與腸道的構造及狀態有關。

X光檢查所隱藏的病情

最近在一線的醫療現場，有越來越多醫師會省略腹部X光檢查這個步驟，直接進行內視

病人腹部Ｘ光片所呈現的大腸構造

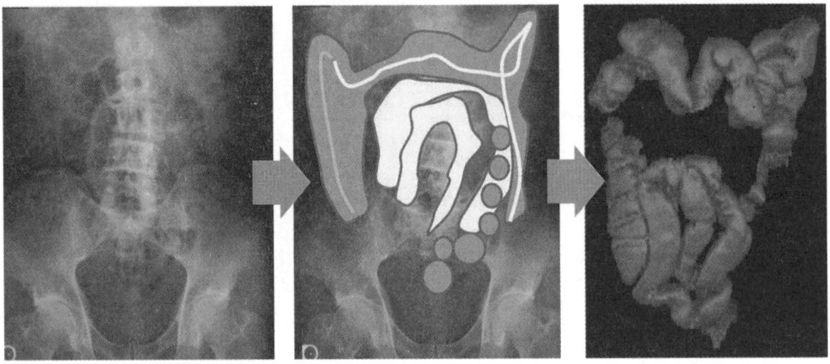

在X光片中可看出廢氣及大便的堆積情況。

描繪廢氣及大便堆積情形的圖像。

電腦斷層掃描也是同樣的效果。可以看出廢氣及大便在腸道中的圖片幾乎一模一樣。

鏡檢查。但其實，病人過去的腹部X光檢查資料中，往往藏有各式各樣的資訊可供參考。

基本上，X光檢查可以反應出腸道裡的大便或廢氣堆積的狀況，尤其是腸道型腸躁症的患者，可以透過腹部X光，看出大便及廢氣的分布，進而了解腸道的形狀構造。

我過去也會利用大腸內視鏡，還有可以看出大腸形狀的電腦斷層掃描，來判斷患者的腸道運作狀況及構造。

但是，後來我深入分析了多位患者的腹部X光片，並搭配病歷資料，發現診斷的過程只要能夠好好聆聽患者對病情的自述，再對照腹部X光片，就幾乎可以得到所有必要的資訊。時至今日，我已經幾乎可以不用對患者施行內視鏡檢查，就能決定治療方式了。

可惜的是，現在知道可以透過腹部X光檢查來掌握大腸構造及狀態的醫師還不多。

現在若有幸參與各項學會的活動，我依然會把握機會向大家傳達腹部X光檢查的便利性及重要性。

難治的膽汁性腹瀉型腸躁症

以膽汁性腹瀉型腸躁症來說，因為腹瀉的情形與飲食有極大的關聯性，其實醫師透過問診即可以推敲出大概的症狀。而且，跟其他國家不同的地方在於，日本基本上目前還沒有辦法對於膽汁性腹瀉進行診斷。

因此，針對疑似罹患膽汁性腹瀉型腸躁症的患者，除了進行血液及膽固醇指數的檢查之外，也會讓患者先行服用控制膽固醇的藥物，讓膽鹽能夠吸附並被排出體外，藉著藥物所顯現的效果，醫師可以進行診斷及治療。

如果服用藥物之後腹瀉的情況有所改善，那麼就能夠認定膽汁是造成腸躁症的主因，後續可以透過驗血及膽固醇指數，配合症狀來施行治療。

專欄 3 閉上眼睛，靜待緊張感消失

腹瀉時最令人難以忍受的應該是「不得不強忍便意的時刻」吧。像是正在搭乘交通運輸時、必須坐在位置上進行重要的會議時……這種時刻便意都會猛然來襲。

每當這樣的狀況發生，我都會建議患者「閉上眼睛」。在遇到可怕的事情時，人們往往會先閉上眼睛。把雙眼緊緊閉起來，這是個簡單的動作，然而卻可以帶來釋放壓力的效果。而且眼睛一旦閉上，可讓腸胃的蠕動狀況獲得舒緩。

我們會要求壓力型腸躁症的患者，在接受檢查前先服用抑制腸胃蠕動的藥物（抗膽鹼劑），不過患者一旦緊張起來，還是會影響到腸胃的狀況。遇到這類型的患者，只要請對方先閉上眼睛，不一會兒工夫不可思議的事情就會發生，腸胃的激烈蠕動會馬上平靜下來，後續的內視鏡檢查也可以順利進行。

生活上有任何狀況發生，積極面對是非常重要的態度，不過面對突如其來的便意，「閉上眼睛靜靜等待」才是上上策。只要自己心裡清楚知道「再急都一定能夠解決」，那麼面對急促的便意所帶來的不安與恐慌，也就能夠很快平靜下來。

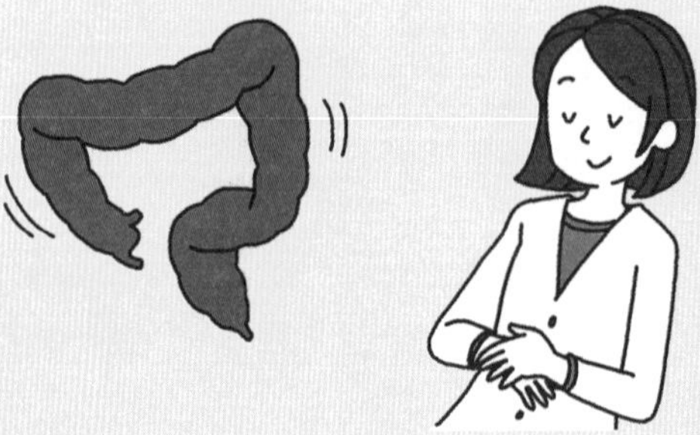

第 4 章

正確治療腸躁症

腸躁症治療所使用的藥物

檢查是治療的第一步

仔細聽取患者對病情的自述，以及經過腹部X光檢查之後，即可以探究腸躁症的發病原因。我認為「藉著問診找出病因」非常重要，說是治療的第一步一點也不為過。

病因明朗化能夠讓患者放下心頭大石，如果身陷病症、萬般困擾，卻又不明所以，長時間下來宛如身在五里霧中，病人當然會感到焦慮不安。一旦看清楚病症的真面目，濃霧徹底散去，想必也能更了解自己應該做些什麼來因應。

以前我也曾經有過類似的經驗。當時我在一間地方醫院的急診室服務，龐大且激烈的工作環境，老是讓我的胃疼痛不已，吃了胃潰瘍的藥也不見好轉，痛楚依舊如影隨形，因此我心想「肯定是胃部嚴重發炎或是潰瘍的面積太大了」，為此還接受了一次內視鏡的檢查。結果，我的胃部在畫面中一切正常，黏膜完整而平順，根本沒有任何發炎或潰瘍的狀況。當時我發自內心感到訝異，而且也對於自己的反應感到有些不好意思。

其實胃部沒有任何異狀應該要開心才是，但對當時的我來說，明明痛不欲生但卻沒有發現問題，就連主治醫師也找不出原因，比起「胃部沒有異狀」來說，這樣的結果反而讓我感到有些失望。

後來，當我自己在門診為腸躁症的患者診療時，偶爾也會猜想眼前的患者會不會跟當時的我一樣。因為一切正常，所以沒有辦法作出對應，或是明明確認了病名，但是因為不了解「產生症狀的原由」，所以沒辦法獲得適當的治療……這樣的狀況對深受病症所苦的患者來說，恐怕會感到非常絕望吧。

然而，因為我將腸躁症分成三大類，所以當我在分析腸躁症的病症時，可以明確找出病因，進而針對病因找出有效的對應方式。這麼做對腸躁症患者，特別是壓力型腸躁症的患者來說，具有非常重要的意義。

接下來，我將分別說明對三大類腸躁症患者所施行的診斷及治療方針。

壓力型腸躁症：「知己知彼」，病情即可改善

在面對壓力型腸躁症的患者時，我一定會先讓患者了解「這個疾病是由個人體質所引起的」，藉以導正觀念。壓力型腸躁症，主要是因為患者的體質會讓腸道對壓力的反應較為敏感，而壓力所引發的腹瀉，又會讓患者本身的壓力變得更大，這樣的惡性循環就是病症產生的主因。

「沒辦法，因為是體質造成的。」這樣的觀點絕不是要讓患者放棄治療，而是要讓患者變成能夠正面思考。「沒辦法，因為是體質造成的」，所以再煩惱也沒有用，反而應該把體質當成自己的一部分並欣然接受，如此一來就能避免自己陷入腹瀉引發更多壓力的惡性循環。

因此，我會對患者說：「由於體質的關係，你的腸道對壓力特別敏感，所以才會出現不適症狀，一旦開始腹瀉，壓力會變得更大，最後形成惡性循環的迴圈。之所以會有這些症狀，其實只是因為你的身體宛如裝設了一台高度精密的超級電腦，相同類型的腸躁症患者，有很多在各方面表現都非常傑出喔！所以努力加油克服它吧！」事實上，根據日本及美國的病學調查報告顯示，腸躁症患者們的學歷普遍都相當高。大部分的患者聽了我的解釋之後，都能夠轉而抱持「那就好好接受、好好面對」的想法，態度變得正向而積極，接受自己的「體質」，不再任由自己陷入惡性循環中。

近來有一款針對此類型病症所研發的特效藥在市場上推出（ラモセトロン，Ramosetron），藉著藥物的幫助，患者的病症幾乎不會再犯，因此絕大部分的患者都抗病成功，正式從壓力型腸躁症畢業了。

腸道型腸躁症：觀察腸胃道結構，找出治療的重點

腸道型腸躁症的患者在經過腹部X光檢查之後，一般都能看出引發症狀的原因是大腸扭曲變形或是下垂。

針對腸道型腸躁症，只要配合正確的腹部按摩，或是適當的運動，基本上就能發揮效果、獲得改善。不過若只是叮嚀患者：「記必須運動喔！」通常回家對方就忘光光了。

通常我會藉著X光片讓患者看清楚大腸的形狀，並說明：「這個地方已經變成這樣了，所以大便才會因此無法順利通過。」一旦了解自己的腸道狀況，那麼病症起因以及治療方式也就能「一點就通」。經過一番說明，患者們幾乎都能理解按摩肚子的用意，當然也願意接受這樣的治療方式，最重要的是，患者們自己也會了解「必須要更努力按摩才行！」

針對此類型的腸躁症患者，目前還沒有像ラモセトロン等特效藥，不過近來上市的便秘藥リナクロチド（Linaclotide），極有可能成為治療腸道型腸躁症的良方。

以目前的狀況來說，為了防止大便阻塞囤積在體內，我們通常會提供患者促使排便順暢的藥物。

不過，藥物終究只是輔助，最重要且最基本的關鍵，還是靠患者自己勤動身體、勤按摩，在不妨礙日常生活作息的情況下盡量多做，自然就能讓排便更加順暢。一般的醫療院所不會特別檢視腸道的形狀，所以我將在第5章介紹適合所有不同腸道類型的腹部按摩法。

膽汁性腹瀉型腸躁症：已經研發出特效藥

高血脂（血脂數值異常、血液中的膽固醇增加所引發的疾病）患者會因為膽汁的分泌而導致腹瀉，讓身體像是排毒般將腸胃裡的穢物都排泄出去。治療藥物（コレスチミド，Colestimide）可以降低血液中的膽固醇數值，也可以說是膽汁性腹瀉型腸躁症的特效藥，效果顯著。

如果患者在用了餐之後就一定會上大號，那麼在此建議患者吃完飯就好好地去廁所報到，我個人非常希望患者都能將飯後如廁變成一種生活習慣（有關生活習慣的要點請參考第五章）。如果在生活上多用點心，說不定可以不用依賴藥物呢。

多重類型併發的狀態下，任一類型都必須進行治療

腸躁症患者同時患有兩種類型以上的腸躁症是很常見的情形，特別是日本人的腸道形狀特別容易出狀況。例如壓力型腸躁症併發腸道型腸躁症的患者，一方面服用特效藥，一方面施行身體及腸胃的運動訓練，就能讓治療的效果更加突出。

治療腸躁症時可透過了解病徵適當用藥

現在，壓力型腸躁症及膽汁性腹瀉型腸躁症均有特效藥，腸道型腸躁症則必須以運動訓練為主軸進行治療，所以對於門診病患，我所開立的處方藥物其實並不多。上門來找我求診的患者之中，有很多人因為腸躁症跑遍了各大醫療院所，而且每天都必須服用大量且種類繁多的藥物，因此當我在看診時，經常都是從「處方藥物調整」開始做起。比起開立藥物的處方，我反而更希望幫患者刪去那些根本不會產生效果的藥物。

不同類型的腸躁症，提供給患者的主要藥物也不盡相同，在此我依序做個說明。

壓力型腸躁症的適用藥物

ラモセトロン（商品名：Setoral）

ラモセトロン（Ramosetron，商品名中文為適吐朗）原本大多搭配抗癌藥物一起使用，目的是為了抑制患者噁心想吐的感覺，直到二〇〇八年才被用來治療腸躁症患者的腹瀉症狀，對壓力型腸躁症患者來說，這種藥（以下稱適吐朗）毋寧是最佳特效藥，效果非常好。因為有了這款藥品，讓壓力型腸躁症在治療方面有了相當大的進步。

適吐朗的作用主要是讓血清素的受體聚集起來，專業領域的名稱就是「５ＨＴ３血清素三號受體拮抗劑（又稱阻斷劑）」。

血清素是神經系統在身體裡傳達訊息的「神經傳導物質」之一，主要分布在大腦及腸胃。

在腸道裡有很多血清素的受體存在，每當血清素與受體結合，就會讓腸道蠕動變得更為活躍，因此很容易造成腹瀉症狀。聚集血清素的受體（５ＨＴ３），阻止受體與血清素結合，如此一來就能避免腸道的蠕動開關被打開。

另外，適吐朗也有抑制腹痛的效果。只要事先服用此藥物，那麼遇到「搭乘電車」、「出席會議」等壓力強大的狀況，症狀也不會輕易顯現。從此之後，患者不會對這些狀況產生過度的反應，不安與重壓全都消失無蹤，症狀及壓力所帶來的惡性循環也不會再發生。

就如同前面所描述的，幾乎所有服藥的患者都已經回到平順無礙的日常生活軌道上，不需要再依賴藥物。

適吐朗的效果

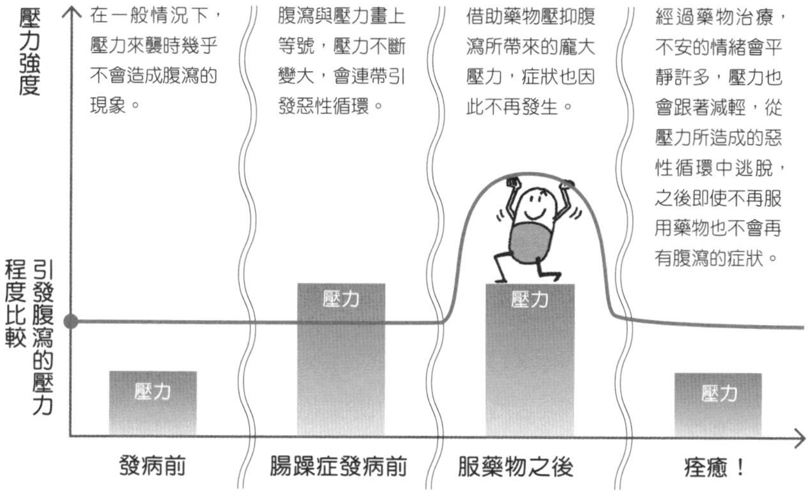
壓力強度
引發腹瀉的壓力程度比較
在一般情況下，壓力來襲時幾乎不會造成腹瀉的現象。
腹瀉與壓力畫上等號，壓力不斷變大，會連帶引發惡性循環。
借助藥物壓抑腹瀉所帶來的龐大壓力，症狀也因此不再發生。
經過藥物治療，不安的情緒會平靜許多，壓力也會跟著減輕，從壓力所造成的惡性循環中逃脫，之後即使不再服用藥物也不會再有腹瀉的症狀。
壓力
壓力
壓力
壓力
發病前
腸躁症發病前
服藥物之後
痊癒！

理論上，患者日常能夠遠離壓力，是由於藥物發揮了效用，因此如果停藥，應該會讓患者再度回到壓力沉重的心理狀態中。當壓力型腸躁症患者痊癒之後，再度接受內視鏡檢查，腸道還是會激烈地蠕動起來。只要壓力到達一定程度，腸道就會因此產生反應，這樣的體質是沒有辦法借助藥物完全治癒的。

但是透過藥物的幫忙，讓自己的身心狀況維持在良好的狀態下，並且接受自己的體質所帶來的影響，那麼壓力型腸躁症最著名的「腹瀉及其壓力所造成的惡性循環」，就會消失無蹤。如此一來，患者不會再對腹瀉感到害怕，壓力偶然的造訪也不會讓腸道產生過度反應了。

有很多患者雖然已經痊癒了，卻還是會把過往所服用的藥物放在包包裡，拿來當「護身符」使用。而且，一旦發生突發狀況，也可以直接拿出來服下總之，如果這麼做能帶來安心的感覺，就是一件好事。

雖然適吐朗的藥效真的非常突出，但是好過頭就會導致便秘。在服用適吐朗的初期，為了找出最適當的劑量，醫師會讓患者從少量開始慢慢增加，此時患者只需要鉅細靡遺地將症狀及反應告訴醫師即可，千萬不要自行憑感覺增加劑量。

尤其女性更是如此，以藥物在血液中的濃度來說，女性的數值比男性高了兩倍之多，亦即更容易導致便秘，所以女性的劑量通常都是男性的一半。患者請務必遵照醫師所下的處方劑量，有任何問題也一定要跟醫師討論商量。就我的經驗來說，服用此款藥物會導致便秘或是腹痛的患者，基本上腸道形狀應該都有問題，這時候只要結合第5章所教的按摩方法一併使用，即可在治療的過程中免除便秘及腹痛的困擾了。

クエン酸タンドスピロン（商品名：Sediel）

此款藥物（成份tandospirone，枸櫞酸坦度螺酮）主要是用來抑制血清素及神經系統，緩和不安的情緒，是讓患者得以放鬆心情的「抗憂鬱藥」。由於產生症狀的源頭是內心的「不安」，所以只要穩定情緒，壓力就會隨之減輕，進而得到舒緩腹痛、抑制腸道蠕動的效果。

有些對壓力過於敏感的人，包含大部分的女性患者，因為使用前面的適吐朗容易導致便秘，所以就會用枸櫞酸坦度螺酮來取代。枸櫞酸坦度螺酮不會像一般的心理疾病藥物會讓人擔心上癮的問題，而且藥效也不會殘留在體內太久，所以只要症狀好轉了，隨時都可以停止服用。

腸道型腸躁症的適用藥物

腸道型腸躁症的患者要不就是屬於便秘型，不然就是便秘與腹瀉交互出現的混合型。在治療的時候，通常會使用調整大便結構、讓排便更加順暢的藥物，並搭配腸胃部位的運動訓練。

マグネツウム製劑（氧化鎂／商品名：Maglax）

對身體來說，鎂並不容易被吸收，吃下去之後會停留在大腸裡，如此一來，濃度高的鎂物質所形成的滲透壓會將水分引出，腸道裡頭的水分增加，大便自然就會變軟，當然更容易排出。像氧化鎂這一類利用滲透壓來讓大便軟化的通便劑，一般被歸類在「機械式通便劑

（滲透壓通便劑）」。

不過，雖然說鎂是身體所需的礦物質，但對年紀較大或是腎臟不好的人來說，攝取過量很容易會產生中毒現象，特別是服用維他命D來治療骨質疏鬆症的患者，鈣跟鎂的吸收率都會被提高，所以必須特別注意服用的劑量。

高分子聚合物（Polycarbophil calcium/ 商品名：Colonel、Polycarbophil）

這是重整大便的性質及形狀的高分子聚合物藥物，服用之後可以促進排便順暢。因為此類型藥物遇到水就會膨脹，所以被歸類為「膨脹型通便劑」。

高分子聚合物原本是用來製作紙尿褲的材料，也就是所謂的高分子吸水樹脂，經過改良之後變成醫療藥品。因為高分子聚合物一碰到水就會化成膠狀，所以當大便太硬難以排出導致便秘時，就可以服用高分子聚合物，藉以讓大便吸收水分轉為便軟的效果。

另外，高分子聚合物還可以讓大便通過大腸的時間變短，以及增加排便次數。另外，對於改善腹痛也有相當顯著的效果。

不過要注意的是，如果高分子聚合物與抑制胃酸的藥物一起服用，效果會受到影響，而且對於原本大便的量就相當可觀的患者來說，這類藥物反而會帶來大便變得更多的反效果。

オリゴ糖製劑（乳果糖／商品名：Monilac）

人類的腸胃系統先天無法分解寡糖，因此當寡糖被送到大腸之後，能藉著「滲透壓」將水分保留在大腸內，因此就能讓大便變軟並順利排出。另外，寡糖也是乳酸菌的食物，所以能讓腸道中的乳酸菌數量增加。而且最重要的是，寡糖的效果很溫和，長期使用也幾乎不會造成任何問題。

最具代表性的「LACTULOSE乳果糖」，在國外經常被使用在便秘的治療上，但在日本卻只能用在小孩子的便秘、婦科術後幫助排便，及肝硬化的治療方面，不能當作成人的便秘處方藥物。因此我會建議深受便秘之苦的成人們，就近到藥局等市售通路，購買乳果寡糖或其他寡糖製劑來使用。

●膽汁性腹瀉型腸躁症的適用藥物

コレスチミド（商品名／Cholebine）

若患者腹瀉的原因是來自膽汁，此藥品能與膽鹽結合並削減其對腸胃的影響，讓膽汁可以順暢地被排出體外，可以說是膽汁性腹瀉腸躁症的特效藥。

原本這款藥品是被用來治療高血脂症的。膽固醇是製造膽鹽的原料，藉著將膽鹽排出體外，可以促使身體消耗膽固醇來製造膽鹽，達到降低膽固醇的目的。可惜在日本，腸躁症並不屬於健康保險的範疇，所以在診斷時我們會視患者血液中的膽固醇濃度，將此藥列入處方用以治療高血脂。

雖然這款藥物不會被身體吸收，安全性相當高，但服用時仍有需要注意的地方。主要是因為藥品成份Colestimide與其他藥物一起服用時，可能會妨礙其他藥物的藥效，所以服用的時間最好可以相互錯開。如果患者因為其他疾病而必須用藥時，請務必一定要跟醫師或藥劑師說明自己正在服用Colestimide。

緩解腸躁症症狀的藥物

除了前面所提過的藥品以外，為了解決患者的困擾，有時候也會合併使用其他藥品。

消化道功能改善藥物

此類藥物適用於胃部、小腸及大腸等，可調整消化器官的蠕動及運作。適吐朗也是其中之一。

其他類似的藥物還有舒緩腸胃痙攣的「抗膽鹼劑」，或是調整或抑制消化系統運作的「鴉片類製劑」等等。一般我們會根據患者的病症或體質，來挑選適合的藥物合併使用。

「抗膽鹼劑」的效果相當即時，能發揮立刻停止腹瀉的功效，因此若是遇到「必須馬上讓腹瀉停止」的緊急情況，它就能派上用場。不過對於壓力型腸躁症的患者來說，此款藥物的效果就沒有那麼顯著了。例如，進行大腸內視鏡檢查時，一般都會用此藥來抑制大腸的蠕動，但對壓力型腸躁症的患者來說，壓力一來、心情一緊張，就算吃了藥，腸道的蠕動還是沒辦法穩定下來。

便秘型腸躁症的特效新藥上市

由於對於便秘型腸躁症來說相當值得期待的嶄新藥品「リナクロチド（Linaclotide）」的隆重上市（撰寫此文的時間點為二〇一六年八月），此款藥物也稱為「黏膜上皮組織改善藥劑」，對存在於大腸黏膜上皮組織細胞上的鳥嘌呤核甘酸環化酶C有活化的效果，能促進腸道分泌及運送機能。

對於遲遲未有特效藥的便秘型腸躁症來說，此藥或將成為主要的治療方式。

消除消化道氣體的藥劑（消泡劑）・ジメチコン（地美斯康）（商品名・瓦斯康錠）

此類藥物（成份Dimethicone）屬界面活性劑的一種，能消除肚子裡多餘的氣體。我們的腸道裡常會有細小的氣泡，此藥能將這些氣泡弄破，並輕鬆排出體外。一般來說人體內的氣泡並不會自行產生，當然也不可能自己消失。

對於經常放屁或是有脹氣症狀的患者，通常會用此藥來加以治療。不過，因為過度緊張使得吞口水時同時嚥下過多空氣，進而導致腹部氣體太多的吞氣症患者，此藥就沒有太大的效用了。

順帶一提，我認為將藥品名取為「瓦斯康」真的很有創意，因為這個名字聽起來就對身體廢氣的控制很拿手的感覺。

或許大家會認為，藥名所給人的印象或是安心感，跟藥物本身的效用沒有多大關係，但其實關係可大了，藥名對藥效的影響，比我們所認為的還要大。光是我的門診客人之中，不少腸躁症患者因壓力過大併發吞氣症，造成體內廢氣過多。由此可知藥品的命名必須要有一定的水準。

整腸劑

此類藥物主要是用來改善腸胃環境，以比菲德氏菌及乳酸菌製劑為代表。處方藥物包括表飛鳴、洛克飛等，一般市面上可供選擇的藥品也很多。

以整腸劑來進行治療，困難點在於每位患者的腸胃狀態都不盡相同，所以不可能期待所有患者在服用整腸劑之後，都出現一樣的效果。

最近有個很盛行的說法是「腸胃菌叢」，意思是我們的腸道中住有種類繁多的細菌，並自成一個生態系，人們稱其為腸胃裡的菌叢。

腸胃菌叢中所包含的細菌種類以及均衡方式因人而異，該怎麼解釋這種差異性呢，好比說我們挑選兩隻DNA完全一模一樣的老鼠來做實驗，養在同樣的環境裡，一段時間後檢查牠們腸胃裡的菌叢，不用說當然是各不相同，腸胃菌叢個別性的差異就是細微到這種程度。

每個人的腸胃狀況如此不同，因此即使服用同一種藥物，當然一定會有效果上的差異。另外，飲食習慣以及生活品質，也都會讓腸胃裡的菌叢受到影響，所以一直服用同一款整腸劑，效果有可能沒辦法穩定發揮，這也是令人相當困擾的一點。

原本大家關注的問題點，在於造成腸躁症的原因，不過腸道中的細菌對人體究竟會有什麼意想不到的幫助呢，相信這會是未來研究的重點。

特殊情況使用的通便劑

當患者因為糞便成塊變硬堆積而造成便秘時，為了讓宿便能順利排出，使得腸道能暫時清空，有時會使用通便劑。變硬的大便在腸道中並不會自己變軟，所以這類的藥物對於清空腸道來說非常重要。常被納入處方箋中的藥品有「Sodium Picosulfate」或「番瀉葉萃取物」等等，一般是用來刺激大腸蠕動，達到腹瀉效果。

不過，對於腸道型腸躁症的患者來說，就算使用這類藥物促進腸胃蠕動，大便也會因為腸道糾結扭曲而繼續卡著，反而造成劇烈的腹痛，甚至血壓或者可能會因此下降，所以腸道型腸躁症患者使用此類藥物，一定要搭配運動練習或腹部按摩。

鎮靜劑、抗憂鬱劑

若腸躁症的起因是來自於壓力，那麼鎮靜劑及抗憂鬱劑可以減輕患者的不安與壓力，為了解決腸躁症發病的焦慮，以及讓腹部症狀更加嚴重的惡性循環，經常會借重此類藥物的效果。前面所提及的枸櫞酸坦度螺酮（Sediel）也是鎮靜劑的一種。雖然此類藥品並不是每一種都會讓人嗜睡，但是若有服用，開車或進行機械操作時，務必多加注意安全。

另外，抗憂鬱劑具有緩和大腸過敏的狀況，所以服用後對於減輕腹痛及腹脹所帶來的不

關於處方藥物問題，必須向醫師說明清楚的資訊

目前身體的疾病或過往的病史

從以前就一直困擾著自己的症狀，或是現在正在接受治療的疾病，都要清楚向醫師說明，預防藥物所帶來的副作用是非常重要的。

日常會使用，或是有可能會用到的藥物

不只處方箋上的藥品需要留意，一般的銷售通路所買到的藥也不能忘記。如果日常生活中，經常會服用感冒藥等常備藥品，為了以防萬一還是要告知醫師，如此一來後續用藥才能更加安心。

藥物產生副作用時的應對方式

吃了藥之後開車時無法專注，頻頻打瞌睡，或是身體產生異狀，請務必立即與醫療院所聯繫。

懷孕的可能性

有些藥物孕婦必須避免使用。

適有很大的幫助。

醫師診斷時希望患者說明的重點

醫師為了開立處方箋，會詢問患者許多問題，如果患者除了腸躁症之外，還有其他疾病同時在接受治療，就必須將現正服用的藥物種類及劑量，完整告知醫師，以避免藥品之間產生交互作用。是否有藥物過敏的症狀，以及過往曾有哪些重大病史，這些都是很重要的情報。另外，容易出現症狀的時間點，以及何時接受過治療，也都請鉅細靡遺地說明，千萬不要認為這些訊息跟當下的病情沒有任何關聯。

另外還有一點很重要，就是剛開始治療時，一般很難看出藥物是不是確實發揮了功效，常有患者會覺得「藥效好像太強了」，於

是就根據自己的判斷減少劑量，或是認為「吃了藥好像也沒用耶」，就自行增加劑量。無論如何這都是很危險的行為，因為藥物多多少少都會有副作用，沒有按照劑量服用，相對來說危險性會提高許多。再者，改變劑量就沒辦法知道哪些身體的症狀是藥物所帶來的影響，或是其他原因造成。

所以，請務必遵從醫師的指示，按照處方箋上的劑量服用，若有任何不舒服的地方，就立刻向醫師反應。如果沒有照處方箋的指示服用，請一定要向醫師說明理由，以及自己當下的身體狀況。醫師會參照你的情況，調整藥物的種類及劑量，直到處方藥物能真正符合患者所需。

市售成藥僅為輔助性

在此為各位讀者介紹市面販售的幾款藥品。

腸道型腸躁症患者及容易便秘的人，會因為季節的變換、氣候或氣壓的迅速改變，陷入便秘的困擾之中。特別是女性很容易會在週期性的月經來潮時連帶引發便秘症狀，類似像這種「困擾的狀況」，可以暫時藉助市面上所販售的通便劑來做適當的調理，一般來說效果都不錯。

不過，以通便劑來講，尤其是大腸刺激性通便劑，若經持續使用可能會讓大腸陷入疲乏

內視鏡下的大腸內部圖片

罹患類黑色素沉著大腸症的大腸

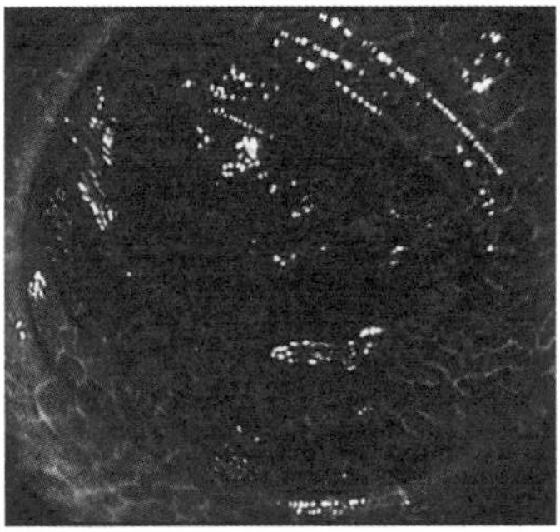

連續數日或是長時間服用中草藥，導致大腸變黑，但停止用藥即能慢慢恢復正常。

正常的大腸

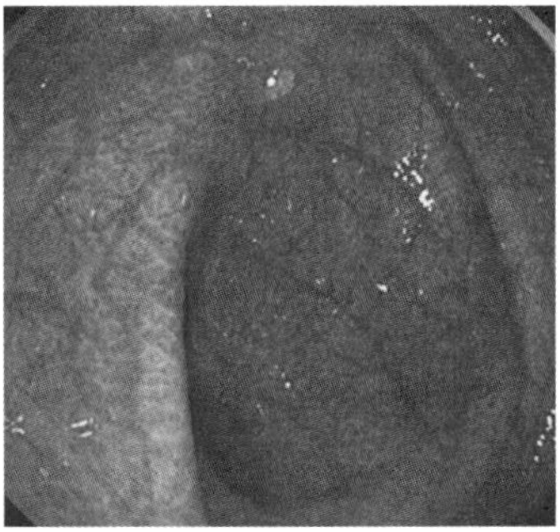

正常的大腸黏膜呈現淡粉紅色，並且滑潤有光澤。

狀態，進而導致便秘更加惡化，這在前面的章節曾經提過。

番瀉葉、大黃、決明子及蘆薈等等，都屬於腸刺激性通便劑的一種，一般人可能會覺得這些都是屬於「中草藥」，藥效應該很溫和，但其實連續數日或是長時間服用含有蒽醌成分的中草藥，會讓腸道黏膜產生變化。當然，適時適量使用的話是不會有問題的，但若連續數日或是長時間使用，會讓大腸黏膜受到破壞，進而造成「類黑色素沉著大腸症」，讓腸道變黑。

罹患類黑色素沉著大腸症的患者，罹癌的機率也會大增，根據日本東北大學的研究指出，一週使用兩次以上此類通便劑，長時間下來罹癌的機率會高出一般人三倍以上。

●「認知療法」的運用

身心科會藉著「認知療法」及「認知行為療法」來導正患者的認知模式、思考方式及行為模式。我也會對門診患者採行一種「認知療法」。

到目前為止，本書採用淺顯易懂的方式介紹了許多腸躁症的症狀，同時也有許多有效的治療方式，因此幾乎大部分的患者都可以在很短的時間裡痊癒。不過，仍有受到病情苦苦糾纏十多年，所有方法都沒有用，只能長期忍受煎熬的患者也所在多有。

對於這類的患者，我除了會進行大腸癌的篩檢之外，也會採取內視鏡檢查。一旦發現壓力來襲時，患者的腸胃就會不自覺地開始蠕動，而放鬆下來之後，蠕動也會跟著停止，此時我就會說明：「你的身體目前有些狀況，但那跟你的意志力強弱沒有太大的關係，而是你本身體質所引起的。」聽到這樣的解釋，原本無法接受自己身體狀況的患者，也會開始心想：「如果真是這樣，那也沒有其他辦法了。」患者們大多都能因此而坦然地接受自己的狀況，並很快恢復健康。

這種透過患者本身的認知所引發的生理反應，稱為「生物反饋」，事實上這就是一種強而有力的認知療法。

腸躁症治療的主要用藥

	分類	學名	商品名	作用
調節消化道功能	5-HT3 血清素三號受體拮抗劑	Ramosetron HCl	イリボー Irribow 適吐朗	藉著 5-HT3 血清素三號受體拮抗劑，抑制腸道蠕動
	類鴉片製劑（止瀉劑）	Loperamide HCl	ロペミン Lopermid 依莫瀉	緩和腸道運作，讓腹瀉的情況也隨之停止。
	鴉片類製劑（腸道運動調節劑）	Trimebutine maleate	セレキノン Cerekinon 舒麗啟能	刺激腸道促進活潑，幫助食物從胃推進到腸道。如果腸道蠕動過剩，此藥也可以達到抑制的效果。
	抗膽鹼藥物	Timepidium Bromide	生舒定	抑制乙醯膽鹼對消化器官的刺激，舒緩腸胃的蠕動，並防止腸胃痙攣不適。
		Tiquizium Bromide	Thiaton	
		Mepenzolate Bromide	特良高朗	
		Butylscopolamine Bromide	補斯可伴	
	血清素四號受體拮抗劑	Mosapride	摩舒胃清	跟 Ramosetron HCl 效用不同的血清素受體拮抗劑，對於調整腸胃道運作有很好的效果。
	鳥苷酸環化酶 C 受體活化劑（黏膜上皮組織功能改善）	Linaclotide	Linzess	促進腸道分泌及運送機能，對於治療便秘及腹痛效果極佳。
改善大便狀態	高分子聚合物	Polycarbophil calcium	Colonel、Polycarbophil	碰觸胃酸活化之後，會在大腸中變成凝膠狀，可調整大便中的水分含量，改善腹瀉或便秘的症狀。
	鎂類錠劑	氧化鎂	Maglax Magmitt	增加腸道中的水分，讓大便變軟，並促進排便順暢
	寡糖製劑	Lactulose	樂可舒 Monilac	Monilac 為嬰幼兒便秘用藥。

中和膽鹽	血脂異常改善藥物（陰離子交換高分子樹脂）	Cholestyramine	Choles 可利舒散、 Colestipol	中和腸道膽鹽，隨著大便一起排出體外。
舒緩症狀	消除消化道內氣體的藥劑（消泡劑）	地美斯康	瓦斯康	促進腸道多餘氣體排出體外。
	整腸劑	比菲德氏菌	洛克飛	維護腸胃菌落的健康，改善腹瀉等症狀。
			表飛鳴	
		配合藥物	百賜益（Bio-three）	
	緩瀉劑	決明子	Alosenn	刺激大腸蠕動，促進排便順暢。
		仙塞落（Sennoside）	便立通（Prusennid）	
		匹可硫酸鈉（Picosulfate Na）	百靈佳（Laxoberon）	
	鎮靜劑	坦度螺酮枸櫞酸鈉	Sediel	舒緩不安的情緒，具有抑制自律神經的效果，能改善腹部的症狀。
		安柏寧（Alprazolam）	Solanax Constan	
		氟氮平酸酯（Loflazepate）	Meilax	

第 5 章

腸躁症的大腸按摩法

運動飲食，徹底改善

腸躁症並不是跑跑醫院、做做治療，就可以痊癒的病症。一般來說，藥物只能緩和並改善症狀，但是終究治標不治本，必須要患者配合在自己的生活上多下點工夫，好好調整步調、維持良好的狀態，這才是最重要的關鍵。

本章節我將以平常與患者的經驗，介紹一些我認為對治療腸躁症來說相當不錯的方法。

● 一定會好起來的！

腸躁症是體質所引起的疾病，所以在日常生活中最重要的一點就是「一定要了解自己的體質，並且好好跟自己的體質和平共處」，這個觀念必須時常謹記在心。「了解自己的體質並好好跟自己的體質和平共處」當然需要花一點時間，但為了讓自己保持良好的狀態，每天在生活上多用點心是必要的。

話雖如此，但其實大部分的腸躁症患者都可以順利痊癒，我的門診患者也有很多痊癒的例子，他們都開心地跟我說：「病好很多了，已經沒問題了，謝謝醫師！」

除了大部分的膽汁性腹瀉型腸躁症的患者需要服用藥物之外，其實像壓力型腸躁症患者，並不見得每天都一定要吃藥，而腸道型腸躁症患者，更是大多可以透過按摩、運動或是飲食控制等各方面的配合，讓病情獲得改善。

若是患者能夠將「了解自己的體質並好好跟自己的體質和平相處」時刻記在腦海裡，那麼伴隨著症狀而來的壓力也會減輕許多。

在此舉一個簡單的例子，我們在學騎自行車或是開車的時候，一直到學會之前的過程算是相當辛苦，然而一旦學起來了，只要心裡想著「這裡要轉彎」，身體就會自然作出相對應的動作，藉以完成駕駛任務。人類的大腦其實就是一台超級電腦，只要念之所及，都可以讓身體作出正確的動作。總之，抱持著「一定會好起來」的想法，身體的自我修復功能就會啟動，病症也會如你所願地被治癒。

所以請經常將「一定會好起來，而且以後天天都會過得很開心」這樣的想法放在心上，讓生活一天一天變得越來越好吧！

通常，我會希望腸躁症患者依照自己的病症類型，將適當的改善方式融入日常生活中。但是，如果一個方法嘗試了兩個禮拜都不見好轉，請務必先暫時停止，因為若是用對方法，只要認真持續執行兩個禮拜，就應該能感受到身體的改變。完全沒有效果，就表示「問題不在那裡」。大多數的腸躁症患者似乎都認為自己「應該很快就會好了」，然後便在生活中自我設限，辛辛苦苦地度過每一天。

基本上只要能夠了解腸躁症是體質造成的，並且採取適當的方式加以對應，我認為並不需要特別在生活中給自己設限，還是可以開開心心地度過每一天。

建立規律的生活

用心建立正確的生活習慣，對於養成規律的排便時間來說是非常好的事情，任何一種類型的腸躁症患者都應該這麼做。日常飲食對大腸的運作循環有很大的影響，所以不按照正常時間吃飯，或是兩餐併作一餐吃等飲食習慣，會打亂排便的規律性，進而使得病症惡化。所以請盡量為自己的三餐排好固定的時間表，並確實遵守。

另外，良好的睡眠是維持身心健全的不二法門，同時更是紓解壓力的重要關鍵。電腦及手機的螢幕所發出的藍光，會刺激大腦細胞活躍，這是現代人失眠的主要原因。所以，為了保持身心的健康，晚上九點過後請盡量減少操作電腦及手機。

在建立規律生活的過程中，一定要養成的好習慣就是「早睡早起」，以及「吃早餐」。早上早點起床，並且好整以暇地吃一頓豐盛的早餐，如此一來就能刺激大腸蠕動並促進排便。

常有人說早上起來第一件事情就是要喝一大杯白開水，但其實只喝水，促進大腸蠕動的膽汁並不會分泌，所以無法充分刺激腸道。唯有好好享用早餐，才能讓大腸心理奕奕地開始運作。我非常建議膽汁性腹瀉型腸躁症的患者，將如廁時間安排在早上。此類型的患者只要吃東西就很容易拉肚子，所以趁著早上時間可以自由掌控，好好地將大便排空是非常好的事情。

對壓力型腸躁症患者來說也是如此，若可以在早上就去一趟廁所，心裡就能想著「早上已經好好上過廁所了，沒問題的」，這麼一來一整天都可以安心度過。另外，腸道型腸躁症患者若為便秘所苦，即使沒有便意，還是建議每天固定一個時間到廁所報到，長此以往，身體的生理時鐘就會慢慢調整排便的時間。

現在，就讓我來介紹我的其中一位患者早上的固定時程表。

這位患者多年來都被膽汁性腹瀉型腸躁症困擾著，搭電車通勤或去上學時，已經不知多少次面臨緊張的情況，因此他下了很大的工夫，讓自己可以在早上出門之前，把肚子裡的大便排空。如果出門之後必須找個地方大便，就請將上廁所這件事好好地安排在時程裡。早上在家裡悠閒地度過，重點並不是只有放在上廁所，可以好整以暇地用元氣滿滿的好心情去迎接一天的開始，也是非常好的習慣。

對這個患者來說，早上該做的事情，若能加一點體操等活動，讓自己身體動一動，說不定會有很大的幫助，如果患者同時併發腸道型腸躁症，那麼動動身體可以促進清空大腸裡殘留的大便。

●按摩可增加大腸蠕動，進而使得排便更為順暢

腸道型腸躁症的患者，常有大腸扭曲變形或下垂的情況，所以若能養成腹部按摩的習慣，對改善症狀會有很大的幫助。

本章所介紹的按摩方式，原本是我為了讓大腸內視鏡檢查能更為順利，才用盡心思研發出來的。我一直致力於研究大腸內視鏡的檢查方法，對於腸道構造產生問題，檢查時困難重重的患者，我會請他們練習按摩自己的肚子，藉以導正腸道的形狀，以利內視鏡順利通過。在這個的過程中，我發現到腸道構造異常的患者，有相當高的比例有腸躁症或便秘的問題。

突然有一天，我腦中靈光一閃，想到既然內視鏡很難通過腸道，那麼大便應該也是如此。既然患者幫忙按摩肚子就可以幫助內視鏡順利通過，那麼按摩肚子想必也可以促進大便的排放，事實上也的確如此。

腸躁症一天之計在於晨

6:30

- ○ 大腸按摩
- ○ 更衣、盥洗
- ○ 作體操
- ○ 吃早餐
- ○ 上廁所

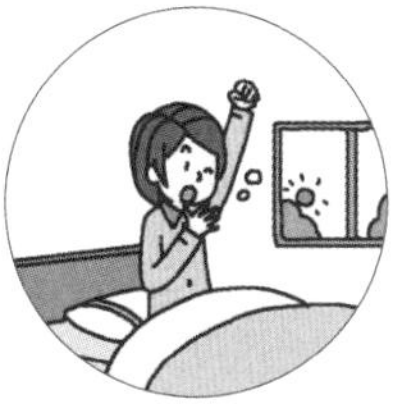

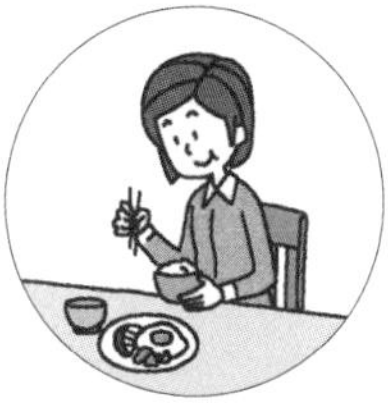

早上起床後，先換衣服、盥洗整潔，然後享用一頓豐盛的早餐，接著舒舒服服地上個廁所。

7:30

○ 出門

已查好途中可以上廁所的地點，以備不時之需，並且盡可能早一點出門，通勤時間才有餘裕。

狀況好的時候

8:30

○ 抵達公司

比規定的上班時間更早到，可以在安靜的辦公室裡整理自己手頭的工作，如此一來不必再加班，可以早點下班回家。

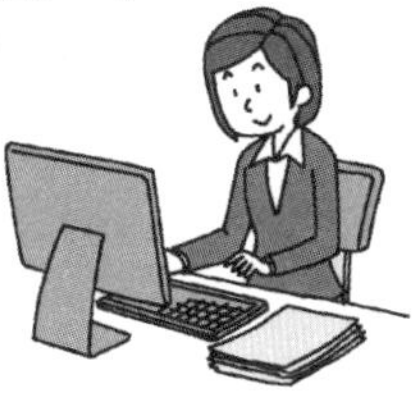

若是便意來襲……

○ 上廁所

上班途中找一站先下車，到車站的廁所解決。因為時間還很寬裕，無需慌張。

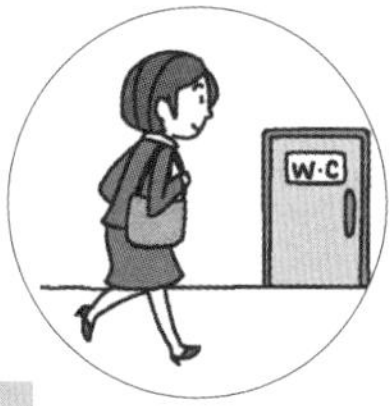

8:45

○ 抵達公司

即使途中上廁所，還是可以在規定的時間之前打卡上班。

大腸特別容易發生扭曲變形的部位，是在負責吸收水分讓大便變硬成形的後半段。因為扭曲的問題大腸發生在這個部位，而且大便也很容易囤積在此，所以必須多花點工夫加以按摩，讓大腸能充分晃動。

如果是腸道下垂的患者，最後則要加上將大腸整體往上推的按摩動作，充分按摩大腸，腸道就不容易囤積大便了。

大腸按摩的注意事項

大腸按摩的動作都非常簡單，但因為畢竟會牽動到內臟，所以還是有些必須要注意的地方。

對於腰部不適、腹部有腫瘤或動脈瘤，以及懷孕中的婦女來說，腹部按摩恐怕極有可能會帶來不良影響，因此上述類型的患者請不要自行判斷自己是否適合按摩，務必要與主治醫師商量討論。

另外，飯後以及剛喝完酒，也不適合按摩。

大腸按摩所刺激到的部位

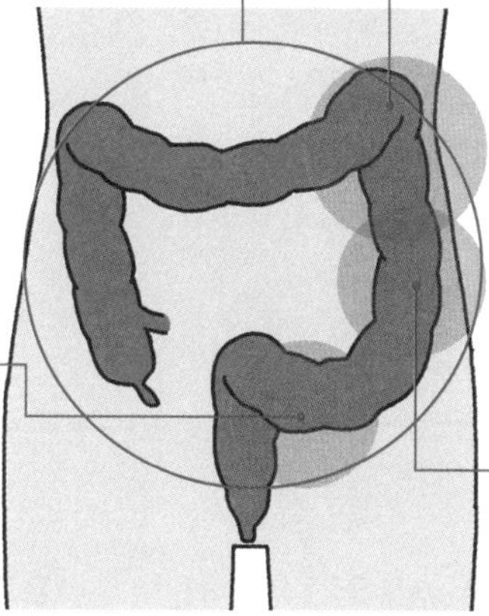

大腸按摩 1

橫結腸及降結腸的交界處，是水分被吸收完之後的固態大便將通過的第一個「轉角」，扭動身體可以讓大便輕鬆通過此處。

大腸按摩 2

降結腸是最容易產生扭曲變形的部位，應該要全面性溫和搖晃此處。

大腸按摩 3

乙狀結腸名符其實就是一段彎曲的腸道，所以大便很容易會塞在這裡，搖晃此處可以讓大便容易通過。

大腸按摩 4

有效率地整體搖晃，讓落入骨盆腔內的大腸得以往上抬升。

每天兩次，每次十分鐘

基本上，一天之內什麼時間點作大腸按摩都無所謂，但因為按摩的動作大多須要躺著，所以安排在晚上就寢前，或是早上剛起床時，應該會比較方便。特別是一般人幾乎都會在早上大便，所以早上醒來後要起床之前先按摩一下肚子，效果會特別顯著。

晚上的時候先以站姿進行按摩，然後再平躺按摩，早上則反過來先以平躺進行按摩，接著才起身做站姿的按摩。總之，請照著自己舒服且方便的方式進行，不要過於勉強自己，如此一來才能持之以恆。

大腸按摩 1
動動上半身

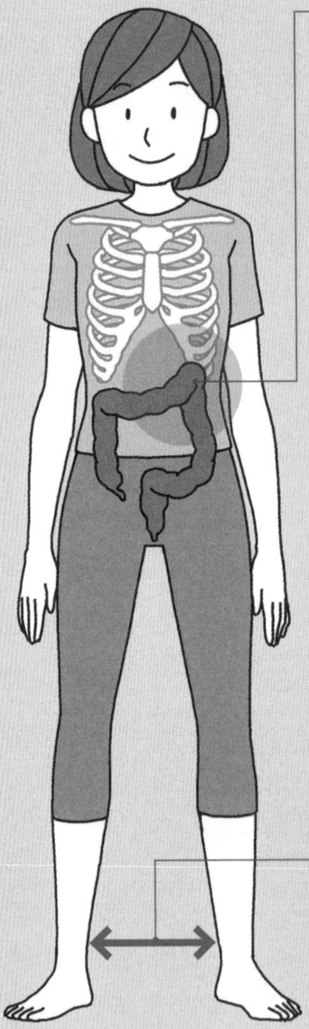

1 身體扭轉重點

橫結腸及降結腸交界處的轉角，就藏在肋骨下方。請記住，扭轉此處可以讓腸道充分運動。

注意避免骨盆腔跟隨上半身一起扭動，以免效果大打折扣，下半身務必保持不動。

2 雙腳站穩

雙腳打開與肩同寬，讓自己站穩，背部挺直。

3 雙手向左右張開

雙手向左右伸展開來，運用肩膀的力量。

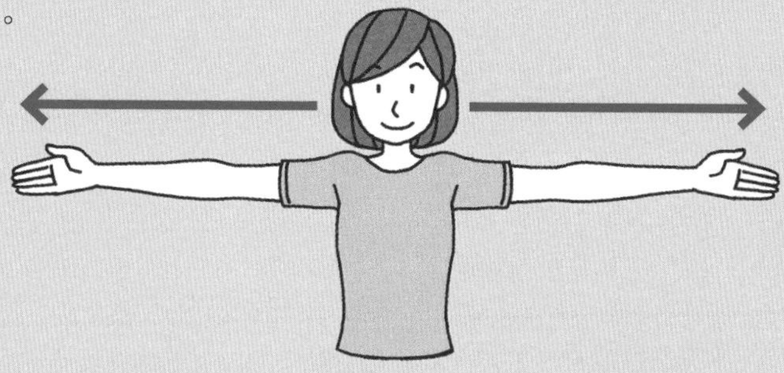

4 上半身向左向右扭轉

上半身向左向右各旋轉九十度，慢慢旋轉即可，儘量左右扭轉一分鐘。

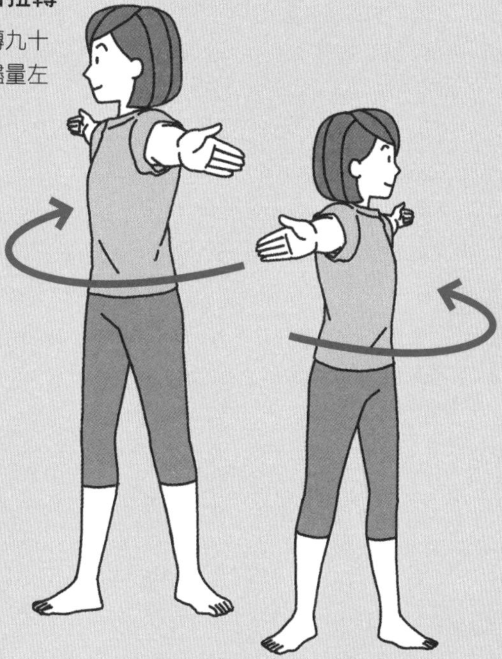

大腸按摩 2
按摩左腹

1 採取仰躺姿勢

讓自己臉朝上平躺，在腰部下方墊一個大約五公分厚墊子或毛巾當作緩衝，膝蓋稍微彎曲。

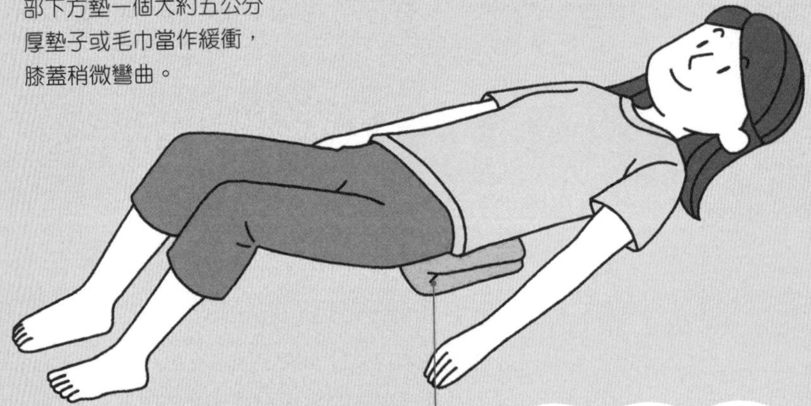

用墊子墊高腰部，可以讓腸道往頭部方向傾斜，促進大腸按摩的效果。

身體放鬆，腹部不要用力

腹部不要用力，以免和手指力量抵消，導致刺激效果無法完全傳到體內。所以請將膝蓋彎曲，並讓身體完全放輕鬆吧。

注意！

如果手指感覺碰到明顯的脈搏，千萬不要用力

腹部有重要的大動脈，所以在按摩的過程中，如果感覺碰到硬硬的東西，而且撲通撲通地跳動，就是大動脈，不要用力按下去。

按摩位置

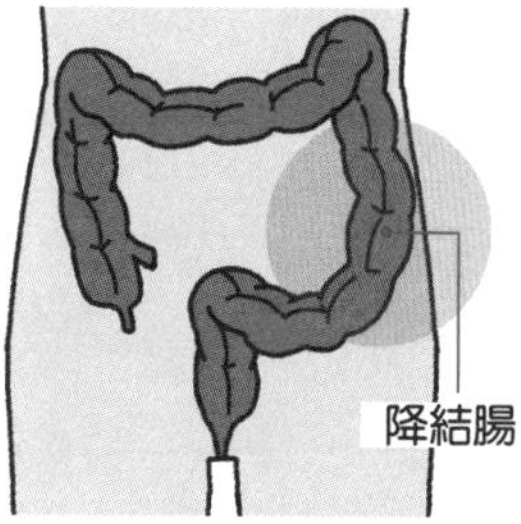

讓左下腹部的降結腸充分運動，這裡往往是大腸扭曲變形的部位，最好全部都要按到。

2 由上往下推

兩手手指平伸，右手手指放在肚臍的左下方，左手手指則放在身側。然後，想像自己要讓降結腸左右運動，開始用手指左右交互輕推腹部，邊推邊往下移動。

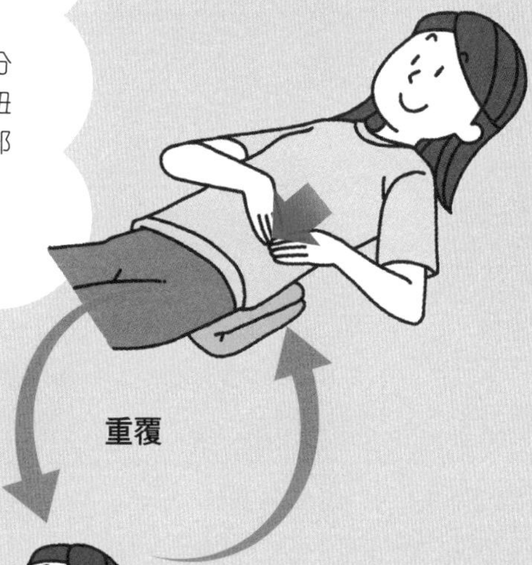

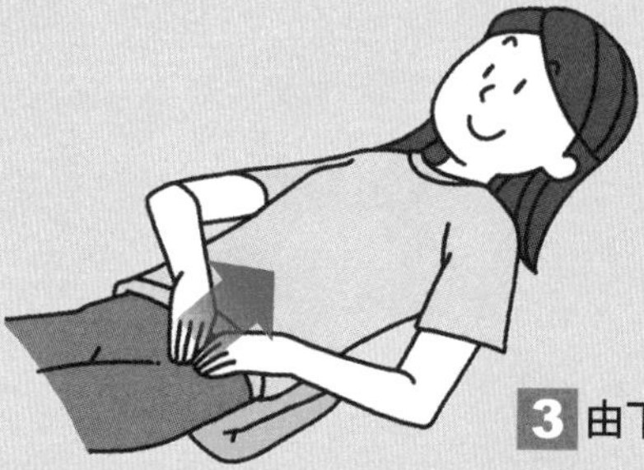

3 由下往上推

碰觸到骨盆的時候，依同樣方式往回向上按摩。

大腸按摩❸

按摩下腹

1 採取仰躺姿勢

跟前面❷一樣，先採取仰躺姿勢，臉朝上平躺，雙腿膝蓋彎曲。

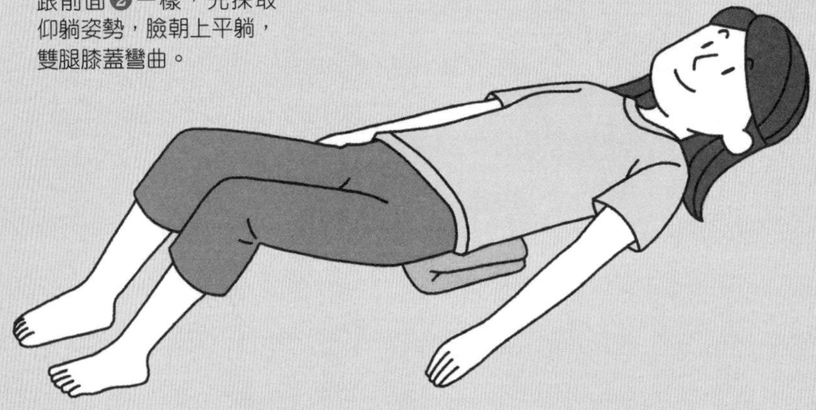

泡澡時也可以按摩

大腸按摩❷、❸、❸都可以在泡澡的時候順便做。泡在水中時因為水具有浮力，可以讓腸道受重力的影響較小，此外，泡澡時身心都呈現放鬆狀態，腹部肌肉比較不緊繃，因此按摩的效果會更為顯著。

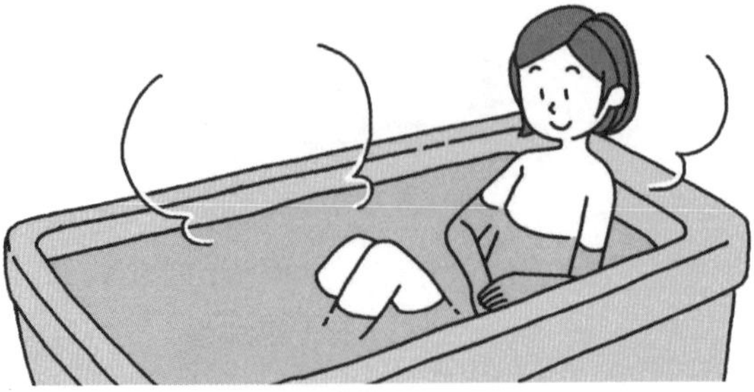

按摩位置

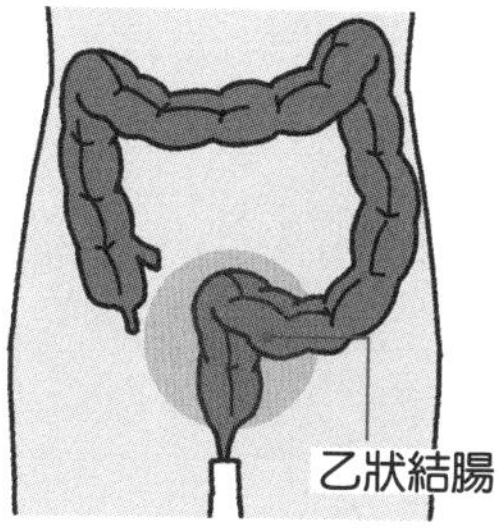

這裡是大便進入直腸之前的最後一道關卡，從肚臍下方到恥骨邊緣，就是乙狀結腸的所在位置，請仔細按摩整個位置。

2 由上往下推

兩手手指平伸，各放在肚臍左右距離大約五公分的地方，指尖輕放，左右交互輕輕按摩，慢慢往下移動。

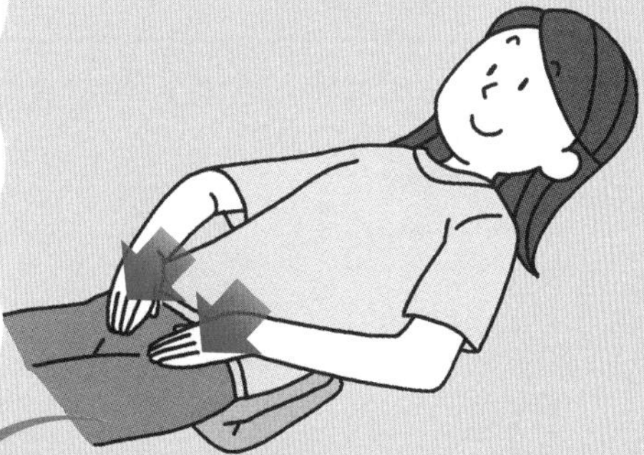

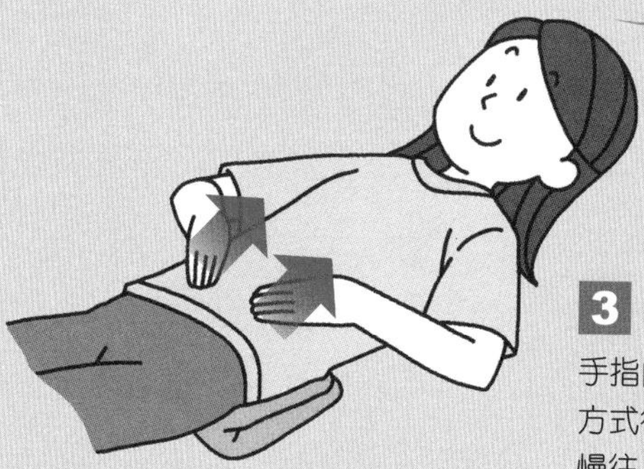

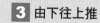

3 由下往上推

手指向下碰觸到恥骨後，依同樣方式往回走，左右交互按壓，慢慢往上移動。

大腸按摩❹

向上推大腸

1 採取仰躺姿勢

跟❷一樣，先採取仰躺姿勢，臉朝上躺平，雙腿膝蓋彎曲。

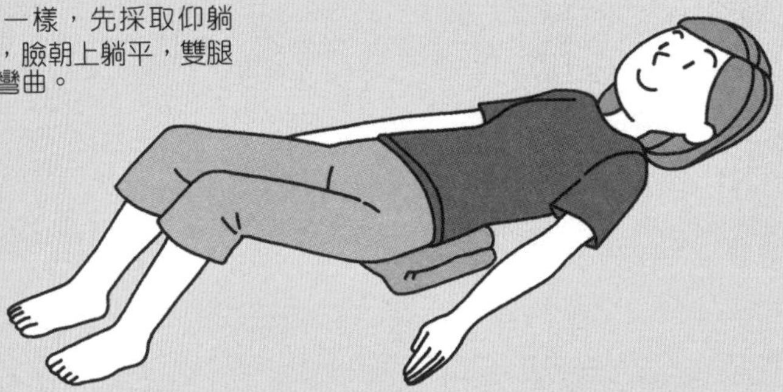

2 雙手放在大腿根部，輕輕按壓

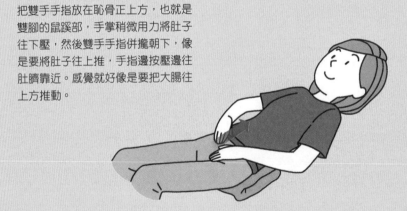

把雙手手指放在恥骨正上方，也就是雙腳的鼠蹊部，手掌稍微用力將肚子往下壓，然後雙手手指併攏朝下，像是要將肚子往上推，手指邊按壓邊往肚臍靠近。感覺就好像是要把大腸往上方推動。

按摩位置

推升大腸

特別是大腸有下垂現象的患者，大腸會掉入骨盆腔。

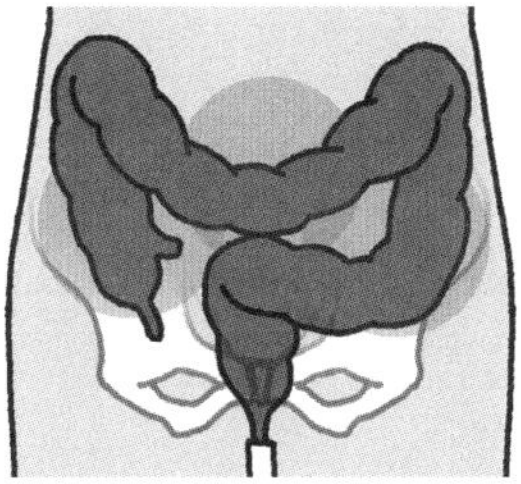

想像自己是把落入骨盆腔裡的大腸往上推，藉著這種感覺，從恥骨的邊緣將大腸往上推，動一動。

3 按壓右側

雙手都放在右大腿根部，如同2往上推的動作。

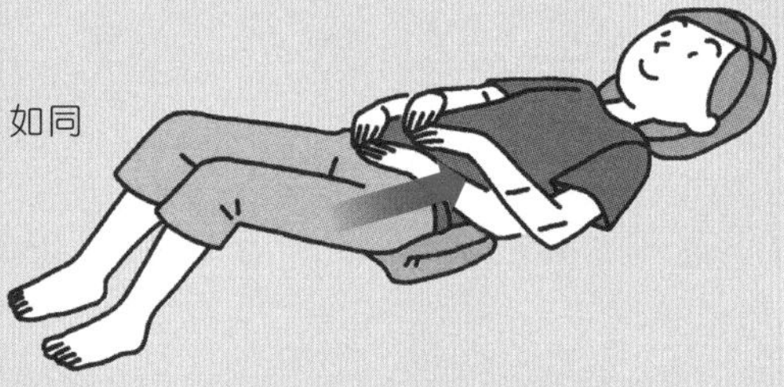

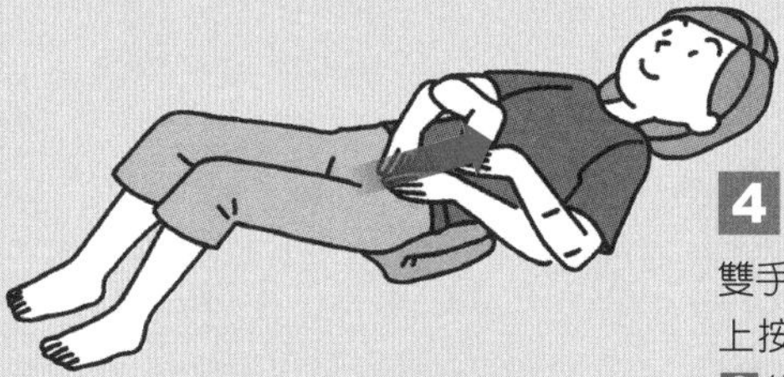

4 按壓左側

雙手換到左大腿根部，一樣由下往上按摩，來到肚臍周圍時並重複2的動作，如此重覆按壓一分鐘左右。

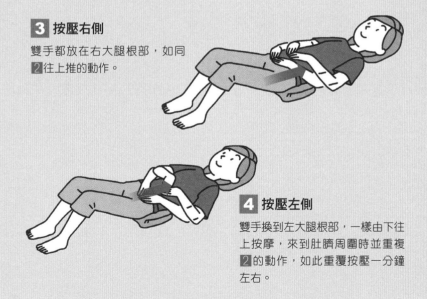

關於「畫圈按摩法」

畫圈按摩法對便秘非常有效，這樣的說法已經流傳很久了。不過，請好好思考一下，基本上大腸構造並非呈現圓形，況且就算是抓住彎彎曲曲的腸道，也沒辦法將大便擠出來。我有很多門診患者都說自己曾做過「畫圈按摩法」，但大部分都幾乎沒有任何效果。

●動一動，作體操

在第2章曾提及，日本人約有八成患有腸道扭曲變形或腸下垂的症狀，不過並非腸道扭曲變形或下垂的八成人口，就一定都患有腸躁症、便秘等疾病。也有不少人儘管腸道扭曲變形或下垂，卻沒有被腸躁症及便秘糾纏。為什麼會有這樣的差異呢？

當然，腸道扭曲的嚴重程度是相當重要的關鍵，但是做內視鏡檢查時，發現大腸「扭曲得相當嚴重」，卻不曾有過便秘的困擾，這樣的情況我也常碰到。稍加詢問一下這類患者之後，我發現他們有一個共通點，就是「養成日常運動的習慣」。

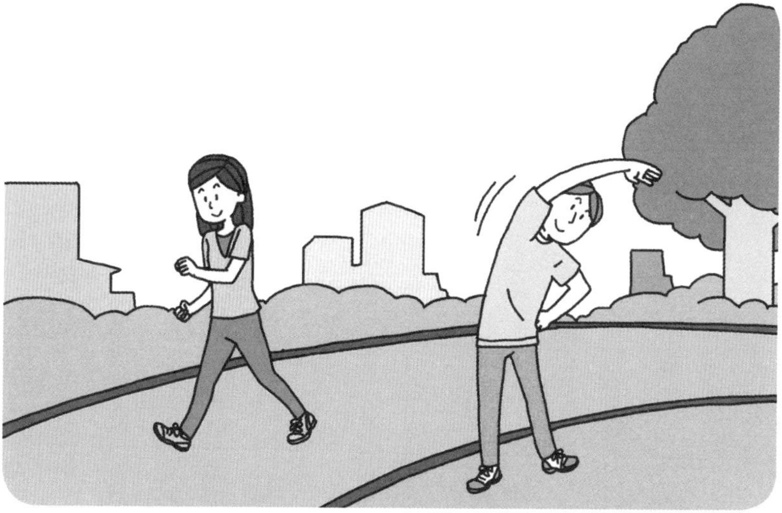

除了作體操之外，日常生活中也可以不時晃動手臂、扭轉身體或是走走路等，藉以增加身體的運動量。

運動的時候大腸會跟著身體一起晃動，這會使得大便能夠輕鬆通過腸道。先前我曾治療過一位大腸長息肉的患者，我請他好好靜養，結果他就開始便秘了，嚇得他趕緊到醫院來回診求助。於是我解除靜養的指令，沒想到他的便秘很快就獲得改善。所以這些人可說是以運動代替大腸按摩。

對腸道型腸躁症的患者來說，運動可以促進排便順暢，不過，並不是做什麼運動都可以，如果不是能讓肚子扭動的運動，恐怕不會有太大的效果。像是網球、高爾夫球等運動項目就很有用，瑜珈或皮拉提斯也很不錯，對腸道下垂的患者來說，搖呼拉圈或跳肚皮舞的效果很好。總之，盡量要做些扭動及搖晃身體的運動。

不過，突然要開始運動，說起來是有點困難。對長期便秘或腹瀉的人來說，生活往往比較偏向靜態，因此大多會覺必須養成運動習慣實在不容易。

因此有許多患者選擇容易做到且人氣高漲的健走，這是非常好的有氧運動，對身體健康有很大的幫助，但因為健走時並不太會扭動身體，當然也不會讓「大腸晃動」，所以我必須很遺憾地說，健走的效果微乎其微。

對此，我特別會向患者們推薦「國民健康操」。相信大多數的人都一定作過這樣的體操。

很多人會問：「國民健康操真的有效嗎？」我的回答是：千萬別小看國民健康操！雖然國民健康操只有短短幾分鐘，然而整體來說不僅可以扭動身體，而且幾乎全身各部位的肌肉都會均衡地運動到，只要認真做，運動量可不小（編註：可在youtube搜尋「國民健康操」，有台灣版）。

而且國民健康操還可以在室內做，所以下雨天也不用擔心，盛夏時外頭炎熱不想出門時，也可以在家輕鬆運動。只要想做，任何時間都可以，而且準備好錄影畫面或錄音，任何時間都可以做。配合自己生活的步調，任何人都可以輕輕鬆鬆地持續下去。

平常沒有運動習慣的人，突然要去做一些困難度較高的運動，恐怕很難持久，而且說不定還會受傷。所以不妨先從國民健康操開始著手，單純享受動動身體的樂趣，若是可以讓自己開開心心地養成作體操的習慣，那就太好了。讓我們一起在日常生活中增加自己的運動量吧！

更重要的是，運動還具有消除壓力的效果，所以請發揮耐心養成運動的好習慣吧。

避免心裡過度累積壓力

其實壓力對於任何疾病都會帶來不良的影響，並不只限於腸躁症。

如果在日常生活中所產生的壓力是可以靠自己紓解的，那當然要趕快處理掉，不過大多數的壓力都屬於自己無法排解。因此，為了要讓自己能夠和壓力和平共處，我們不僅要思考紓壓的方式，並且在感受到壓力時，要告訴自己不要被壓力牽著鼻子走，「拒絕累積壓力」是最重要的事情。

紓解壓力、不讓壓力持續累積的方法有很多，而對於腸躁症患者來說，第一要務就是不斷對自己說：「我知道自己一定可以痊癒」。光是想著自己一定可以痊癒，就能讓壓力減輕許多。

另外，「找個人傾訴心底的煩惱」也是很好的方法。每個人或多或少都會有職場上或是人際關係方面的煩惱，不要自己面對這些煩惱，找個可以信賴的人好好聊聊，就連自己被病症纏到受不了的煩惱，也應該通通說出來。可能很多人會覺得腸躁症是「廁所裡的事情」，羞於啟齒，但如果這真的是自己心中最大的煩惱，那麼即使只是找個人說一說，也可讓自己的心情變得好一點。

以壓力型腸躁症來講，一般都是患者越在意，症狀就會越嚴重。也就是說，壓力不只是與病情能否改善有相當大的關連性，更是惡化的主要原因，只要能夠理解這層關係，把自己能做到的事情做好，當然最重要的是要讓自己跟壓力切割開來。

在生活中培養一個自己喜歡的興趣也很重要，做自己喜歡的事情，不僅可以讓壓力消失於無形，還能讓人感到充實，並獲得成就感與滿足感，這些正面的能量，能讓人變得積極、勇敢向前。

● 改善飲食習慣

我們都會在日常生活中承受各式各樣的壓力，因此若能替自己找到悠閒放鬆的時間，藉以平衡緊張的情緒，將會對自己有很大的幫助。不過若是長時間陷在沉重的壓力之中，那麼不僅心理層面會受到影響，就連身體健康也會受到牽連。

我們在感受到壓力時，為了與之對抗，身體會產生許多反應，例如心跳加速、血壓升高等等，這是自律神經所帶起的自然反應，與壓力來襲時的思緒或是情緒反應不同，所以我們無法自己控制。長時間承受沉重壓力，會對身體造成各式各樣的影響，其原由都是來自「自律神經」。

一般來說，「紓解壓力」應該是指前面所說的舒緩緊張的情緒，若是能打從心底減輕壓力，就可以減少壓力對身體的傷害。然而，卻有許多心理壓力是難以完全消除的。

因此，我會推薦我的患者執行「自律訓練法」，藉以引導心靈回到放鬆狀態，讓自己的身體從緊張壓力的狀態中獲得釋放。一天之內只做一次也無所謂，總之請盡量騰出時間，讓自己的身心靈都放鬆一下吧。

「自律訓練法」其實就是暗示自己要好好休息，重點就在於，當自己心裡想著「手腳好沉重啊」、「手腳好溫暖啊」，並不是真的要讓手腳變重、變溫暖，而是安靜地等待著沉重的感覺及溫暖的感覺降臨。想像自己是被動接受，而不是主動採取行動。

自律訓練法

1 預先準備

盡可能找一個安靜、悠閒，且可以讓自己完全放鬆的環境中進行。因為主要的目的，是要消除壓在身體上的各種情緒，所以能讓身體及心靈都呈現放鬆狀態的地方是取好的。

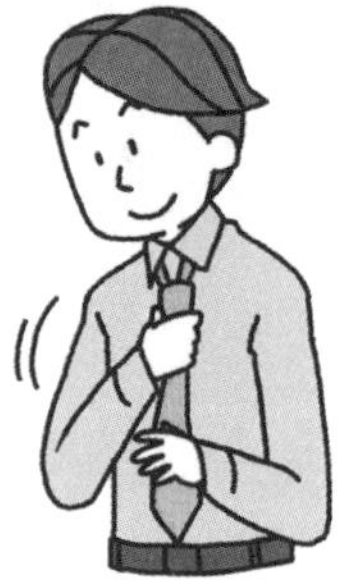

2 選擇一個姿勢

或坐或躺都沒關係，選一個能讓自己最放鬆的姿勢即可。

▶ 採取坐姿

坐滿整張椅子，腰靠在椅背上，背部也輕輕地靠向椅背。請注意雖然採取坐姿時，身體的重量都轉移到椅子上，但腰部不能歪歪斜斜的，還是要保持正確姿勢。

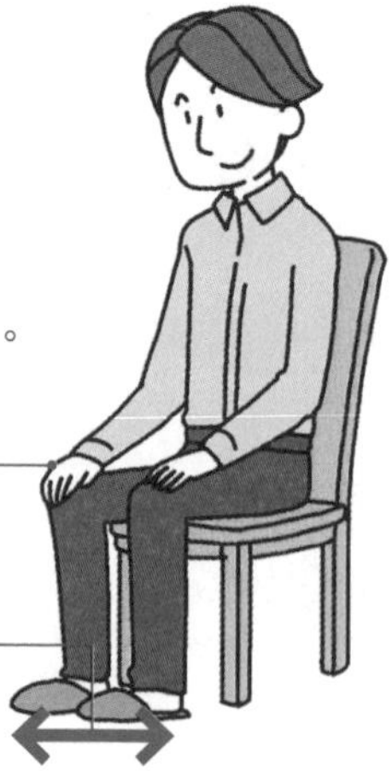

手放在膝蓋上。

腳底踩在地板上，雙腳稍微張開與肩同寬即可。

▶ 採取仰躺的方式

讓自己仰躺下來，腰部盡量放鬆，並盡可能地讓背部貼在地板上。

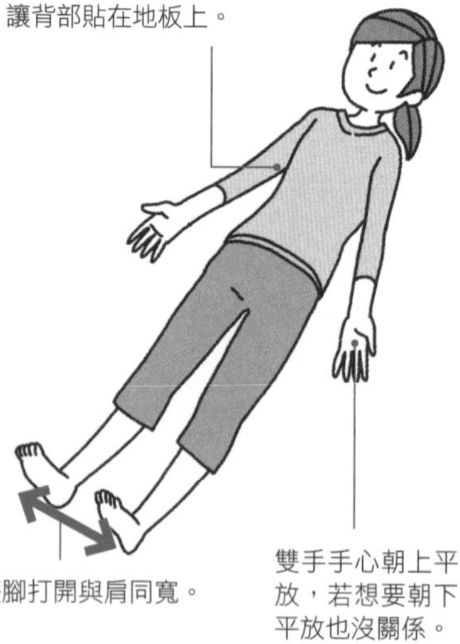

雙腳打開與肩同寬。

雙手手心朝上平放，若想要朝下平放也沒關係。

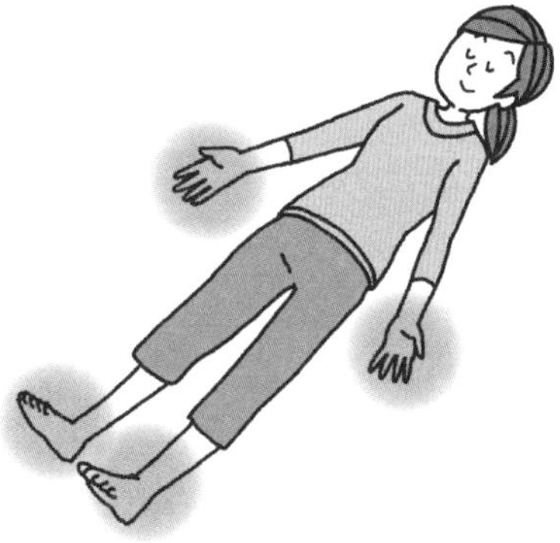

3 慢慢呼吸，讓自己平靜下來

閉上眼睛，慢慢地深呼吸，持續多做幾次。確實感覺到自己已經平靜下來，就在心裡默念幾次：「我已經平靜下來了。」

4 感受手腳變重

將意識灌注在右手上，心裡默念著「右手好沉重」，接下來依序輪流想著「左手好沉重」、「右腳好沉重」、「左腳好沉重」，不要邊想邊使力，那是錯誤的方式。充分地放鬆，自然就能感受到那一股「沉重」的感覺。

5 感受手腳變得溫暖

方法和4.一樣，在心底依序輪流默念「右手好溫暖」、「左手好溫暖」、「右腳好溫暖」、「左腳好溫暖」。放鬆下來之後，就能感受到手腳變得溫暖起來。

6 解除動作

做完以上動作，避免一下子快速起身可能會造成頭暈，這是一件危險的事情，所以務必要先做解除動作。不過，如果是在睡前訓練，則不用特別做緩和動作了，直接進入夢鄉吧。

解除動作

雙手手指反覆握緊再打開。
雙手打直往身體兩旁伸展。
做幾次深呼吸。

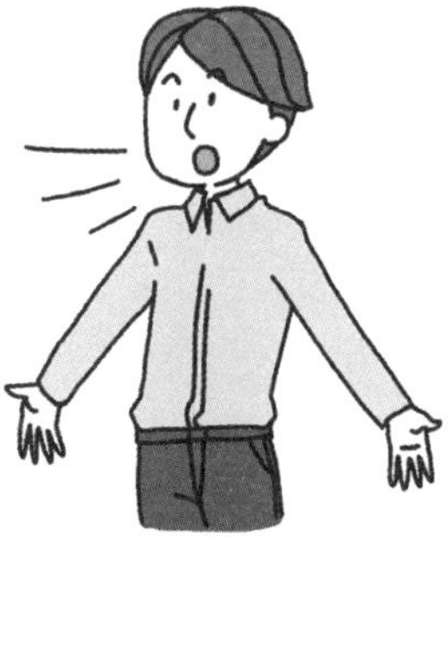

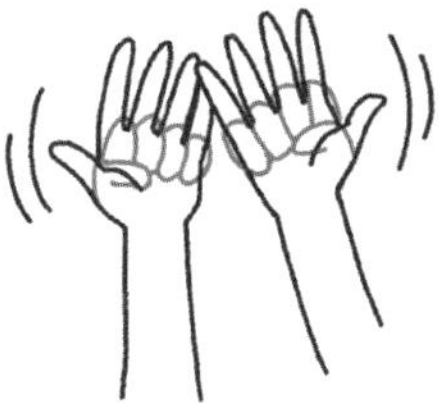

一開始做「自律訓練法」可能不是那麼容易，但是反覆練習幾次之後，心跳速度及血壓都會慢慢下降，呼吸也會緩和許多，連帶地肌膚溫度也會跟著上升，這麼一來緊繃的身體就能確實呈現放鬆狀態。不過，要特別說明的是，在這裡所介紹的其實只是自律訓練法的一小部分，正式的訓練方式分成六大步驟，分別是：「手腳變得沉重」、「手腳變得溫暖」、「心臟緩慢而規則跳動」、「吸呼順暢、輕鬆」、「丹田變得溫暖」、「額頭變得涼爽」（自律訓練法的公式）。完整執行六大步驟，可以讓身體及心靈完全放鬆，但一般來說做完前頁的幾個動作，對紓壓的幫助已經很大。

「自律訓練法」最理想的狀態，是一天進行兩到三次，但基本上不用太過拘泥於次數，只要在日常生活中能找得到空閒的時間，就算一天只做一次也很好。

●改善飲食生活

大便所呈現的狀態，就跟我們所吃下的東西有關，因此，腸躁症或是便秘等大便問題，當然也要從改善飲食習慣著手。

然而，對於患有腸躁症或是便秘的人來說，只要接觸到一項對便秘特別有用的食物，大多就會一個勁一直吃，本來是為了要消除便秘的困擾，結果卻造成偏食的情況，這樣的例子可說是屢見不鮮。另外，有腹瀉困擾的人有時候也會為了不想對腸胃造成負擔，所以就用極為誇張的方式限制自己的飲食。

但是說起來，腸躁症的起因並非由飲食的內容所引起，無論是排便的順暢與否，或是身體是否維持在健康的狀態，關鍵就在於均衡的飲食習慣。因此，每個人都應該先檢視並改善自己每天吃的東西，醣類、脂質、蛋白質等營養素都必須要均衡攝取。

雖然很少有人會因為太過在意自己的飲食反而忽視健康，但是太過在意導致失去飲食的樂趣，事實上就是壓力的來源。所以對於自己喜歡的食物，請適量地享用吧。

飲食添加寡糖

有便秘傾向的患者，在生活中可以用寡糖來調整腸胃道的狀況（有關寡糖的重點請參照第4章）。

一般藥局或是藥妝店都可以買到市售的寡糖，可代替砂糖，在喝水時加入一小匙，每天喝一到兩次。另外像是使用寡糖製成的甜點、點心，現在也都很容易能夠買得到了。

不過，雖然寡糖跟砂糖比起來熱量低了許多，但患有糖尿病之類需要限制糖分攝取的患者，還是要注意攝取量。

膳食纖維過剩的情形

一想到促進排便，很多人腦海中浮現的第一個想法，應該就是攝取膳食纖維吧。的確，如果透過三餐所攝取到的膳食纖維一天少於五公克，那麼罹患便秘的風險就會提升二・五倍。當然，膳食纖維的攝取量過低對身體並不好，然而攝取過多也會造成腸道中廢氣增加，並且大便的體積也會變大，如此一來就容易卡在大腸，反而招致便秘。

對極端偏食造成膳食纖維攝取不足的人來說，當然必須改變飲食習慣，多吃點富含膳食纖維的蔬菜水果，不過患有腸躁症因而腸胃不適的患者們，幾乎很少有這種飲食失調的偏食狀況。事實上，大多數的便秘患者，真正的病因反而是膳食纖維攝取過量。

膳食纖維的每日平均攝取量為二十公克，超過平均值，恐怕就會帶來不良的影響，請務必多加注意。

接下來將介紹多項富含膳食纖維的食物，基本上不只蔬菜含有膳食纖維，其他像是藻類、菇類、水果等等，也都有豐富的含量。請大家再次審視一下自己的每日飲食是否達到均衡，並且也要觀察是否有膳食纖維攝取過量的問題。

水溶性纖維及非水溶性纖維

關於膳食纖維，還有另一個重點想跟大家分享。基本上膳食纖維可以分成兩大類。

第一大類是非水溶性纖維，就跟名稱一樣，這類的膳食纖維無法溶於水，是植物細胞壁的主要成分，也就是粗纖維的部分含量最多。

另一大類就是水溶性纖維，是植物細胞中的主要成分。

非水溶性纖維除了能夠增加大便的份量之外，還能刺激腸壁，促進腸道蠕動。而水溶性纖維溶於水之後，會變成濃濃稠稠的膠狀，具有保存水分的功效，可以讓變硬的大便增加水分，具有促進排便的效果。

水溶性纖維與非水溶性纖維不同，不會增加大便的體積與份量，並且還能促進排便，所以非常推薦便秘患者多多攝取。可惜的是，富含水溶性纖維的食物中，大多也都含有許多非水溶性纖維，畢竟非水溶性纖維來自蔬菜水果的細胞壁，無可避免會一起攝取，因此適量攝取還是最重要的。

富含膳食纖維的食物

以每一百克食物的可食用部位所含的「水溶性纖維」及「非水溶性纖維」來表示。海藻類則只表示膳食纖維的總量。

		水溶性纖維	非水溶性纖維
主食	糙米	0.7 g	2.3 g
	胚芽米	0.3 g	1.0 g
	蕎麥麵（水煮）	0.5 g	1.0 g
	義大利麵（水煮）	0.5 g	1.2 g
	黑麥麵包	2.0 g	3.6 g

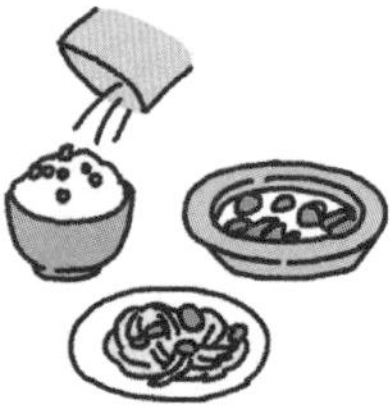

主食是每天都會吃到的食物，請重新安排調整自己的飲食吧。

以糙米取代白米

白米所含的水溶性纖維微乎其微。

加入麥片

每十克的麥片中含有〇・六克的水溶性纖維以及三・六克的非水溶性纖維。

選擇黑麥麵包或是全麥麵包

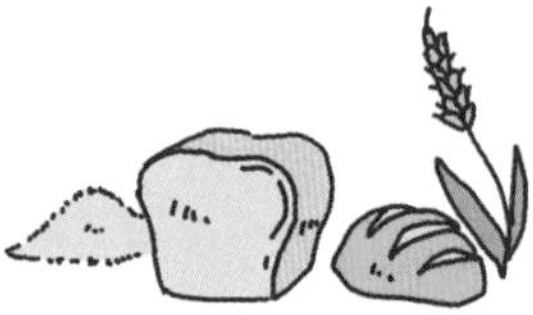

以一般的麵包所含的食物纖維來說，水溶性為〇・四克，非水溶性為一・九克，含量並不多。

		水溶性纖維	非水溶性纖維
蔬菜類	秋葵（水煮）	1.6 g	3.6 g
	南瓜（水煮）	0.9 g	3.2 g
	牛蒡	2.7 g	3.4 g
	香菇	0.4 g	3.8 g
	蘿蔔	0.5 g	0.9 g
	洋蔥	0.6 g	1.0 g
	胡蘿蔔	0.7 g	2.1 g

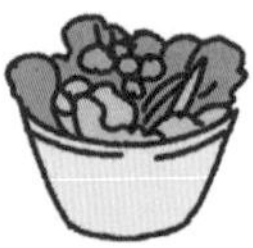

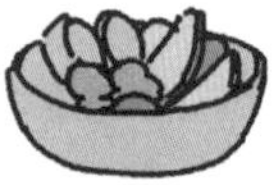

蔬菜含有豐富的膳食纖維，為了身體的健康，請多多留意，避免攝取不足喔。

（數據參考：第七版食品營養成分表）

豆類（含加工品）		水溶性纖維	非水溶性纖維
	豆沙（紅豆）	0.3 g	6.5 g
	毛豆	0.5 g	4.1 g
	豆渣	0.4 g	11.1 g
	黃豆粉	2.7 g	15.4 g
	納豆	2.3 g	4.4 g

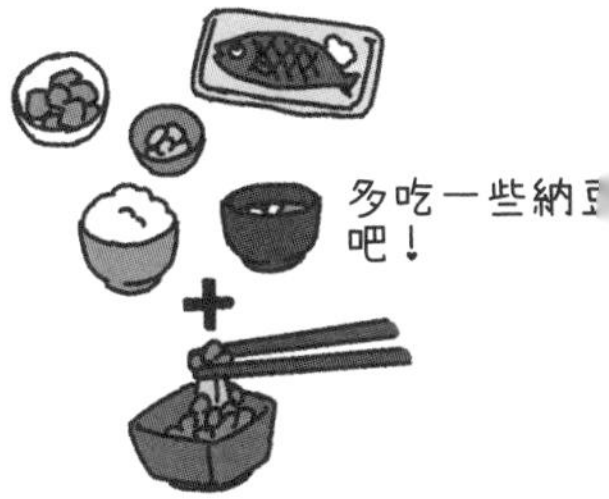

納豆富含膳食纖維，平常可以多吃一些。

藻類（含加工品）		膳食纖維總量
	昆布絲	28.2 g
	紫菜	36.0 g
	羊栖菜（水煮）	3.7 g
	髮菜（水煮）	1.4 g
	海帶芽（乾燥）	5.8 g

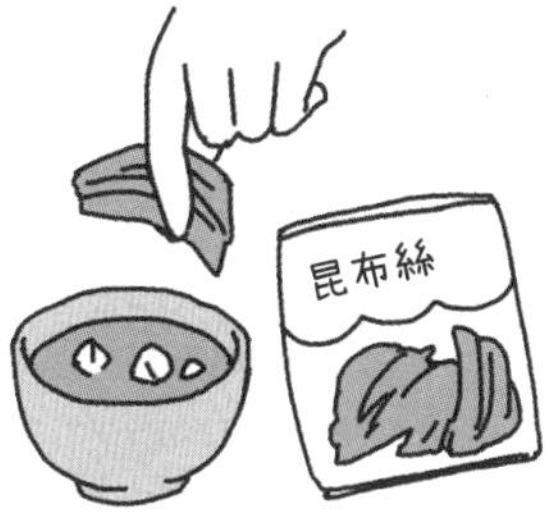

在食物中加入紫菜或昆布絲，可增加膳食纖維的攝取量。

根莖類		水溶性纖維	非水溶性纖維
	蒟蒻	0.1 g	2.1 g
	地瓜	0.6 g	1.6 g
	芋頭（水煮）	0.9 g	1.5 g
	馬鈴薯（生）	0.6 g	0.7 g
	山藥	0.7 g	1.8 g

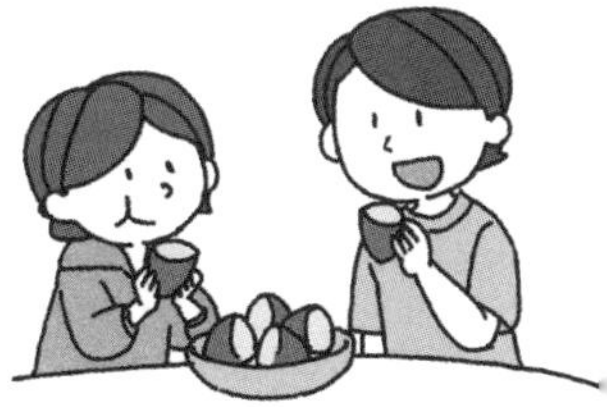

此類食物如果吃太多，可能會導致脹氣，享用時請適量。

如果攝取膳食纖維的方法令你感到困擾，也可以將難消化糊精等健康補助食品列入選項之中，好好加以善用。寡糖的價格很平易近人，同樣也可以考慮。

● FODMAP限制飲食療法是什麼

說到改變飲食習慣，大多應該都會聯想到便秘問題的改善，不過最近在歐美相當盛行的「FODMAP限制飲食療法」，則是透過限制特定食物的攝取來改善腹瀉症狀，現在國際間廣泛流傳。

FODMAP指的是「可發酵性的寡糖、雙糖、單糖以及多元醇」，說起來可能有點太過專業，不過這些成分其實都是糖類（碳水化合物），可以在很多食物中發現其蹤影。FODMAP限制飲食療法的宗旨，就是盡量不吃含有醣類成分的食物，尤其是含量高的，因為在家就可以自己進行，所以有很多人投入嘗試。

在此簡單說明一下FODMAP限制飲食療法的原理。

可舒緩便秘的食物，反而造成腹瀉

先前曾說明，寡糖無法被小腸吸收，所以具有促進排便的效果，FODMAP就是可發酵性的寡糖、雙糖、單糖以及多元醇，這些食物中的成份，跟寡糖一樣都難以被小腸所吸收，會直接輸送到大腸。到了大腸之後，這些醣類會開始發酵並產生氣體，同時也會大量增加大便中的水分，因此就有可能導致腹脹或腹瀉等情況。

FODMAP限制飲食療法，主要目的就是，藉著減少攝取富含FODMAP類型的食物，避免產生腹瀉及腹脹的症狀。

以下列舉幾項富含FODMAP的食物，應避免攝取：

●蔬菜

蘆筍、花椰菜、菇類、大豆、洋蔥、大蒜等。

●水果

櫻桃、西瓜、梨子、李子、芒果、桃子、蘋果、綜合果乾（加州梅、葡萄乾等等）、水果罐頭。

●小麥製品

蛋糕、點心、麵包、麵類等。

●乳製品

牛奶、起司、鮮奶油、養樂多等。

●加工食品添加物

木醣醇、山梨糖醇、甘露醇、異麥芽酮糖、麥芽糖、果糖葡萄糖液、葡萄糖果糖液等。

將以上食品通通列入禁食名單，觀察自己的狀況是否獲得改善，如果有所改善，那麼接下來就一項一項檢視禁食名單中的食物，找出會讓自己的身體出狀況的兇手。能夠順利將造成問題的食物找出來，往後就不要再吃即可。

為了確認造成問題的食物，我認為可以花兩到三天的時間，讓那個食物從腸道清除後再觀察看看。如果清除後症狀還是不見改善，那就表示兇手另有其人，也就是說今後可以放心吃該項食物了。

真正需要限制飲食的患者其實並不多

不過，有件事情讓我非常掛心，在我所服務的久里濱醫療中心裡，直到現在（二〇一六年八月），除了食物過敏或是乳糖不耐症的患者需要在飲食上加以限制之外，其他病例我幾乎都沒有要求限制飲食。

也就是說，到目前為止有許多病患需要在治療過程中限制飲食，但針對腸躁症的三大類型所做的治療，幾乎都沒有必要執行飲食的限制。

將特定的食物從每日的飲食中排除，這件事情說起來簡單，但是我們在料理時會加入許多加工食品，而且從外面買的食物也不可能對食材有所要求，所以實際執行起來可以說是困難重重。

能吃的東西變少就已經對生活帶來相當大的不便，再加上不能盡情地吃自己喜歡的食物，這對享受食物的樂趣來講是極大的損失。

所以我都會對那些很想嘗試FODMAP限制飲食療法的患者說：「請先在自己家裡嘗試兩到三天，如果沒有任何改善，就表示問題不是出在FODMAP類的食物，之後就請安心享用吧。」

順帶一提，FODMAP限制飲食療法的發源地是澳洲。亞洲人與歐美人的腸道型態基本上並不相同，體質當然也有很大的差異，這些不同處我認為都有可能會影響到FODMAP限制飲食療法的效果。

●傾聽身體的聲音

品嘗美食是人生中最大的樂趣之一，若是我們可以很明確地指出「吃這個就會造成腹瀉或便秘」，當然應該將該項食物剔除在菜單之外，但如果問題並不是出在飲食，那麼腸躁症的治療過程，基本上並不需要做任何飲食方面的限制。

當然，重視飲食方面的均衡是非常重要，只不過並不見得一定要用「限制飲食」這種極端的方式。

「用心傾聽身體所說的話」，避免讓自己作出不必要的努力，用最適切的方式找出最好的方法吧。

心情放輕鬆，與腸躁症和平共處吧！

日本久里濱醫療中心研究資料（摘錄）

●学会発表・講演

2013 Oct 21th United European Gastroenterology Week Berlin Mizukami T, Suzuki H, HIbi T. COLONOSCOPIC FEATURE OF 293 IRRITABLE BOWEL SYNDROME (IBS) PATIENTS IN JAPAN

第17回神経消化器病学会合同集会

合同シンポジウム1　脳腸相関から見た機能性消化管障害の病態
「「内視鏡で可視化される脳腸相関」から見たIBSの病態 －胆汁酸吸収不良（BAM）を含め－」

2015年度日本消化器関連学会週間（JDDW 2015）東京 10月8日～11日

サテライトシンポジウム66　IBS治療の最前線 「画像を用いたIBSの病態把握と治療 選択」
ワークショップ12　消化器疾患と胆汁酸 「当院における胆汁酸吸収不良(BAM)が疑 われるIBSの診断と治療」

第100回消化器病学会総会

パネルディスカッション6　IBS病態研究の進歩と本邦における臨床実態
「大腸画像検査を活用した機能性腸障害の診断と治療 －病態説明と治療選択ツールとして－」

●論文など

Mizukami T et al. Collapse-submergence method: simple colonoscopic technique combining water infusion with complete air removal from the rectosigmoid colon. Dig Endosc 2007; 19: 43-47

Mizukami T, Suzuki H, Hibi T. Classification and treatment of irritable bowel syndrome (IBS) based on colonoscopy abnormal bowel motility type and abnormal bowel morphology type. Gastroenterology 2010;138(Suppl 1): S-233.

水上 健【苦痛のない大腸内視鏡挿入法 －達人の極意－】

苦痛のない大腸内視鏡挿入法　敵を知り己を知れば百戦危うからず 消化器の臨床 2014; 17(2): 151-157.

水上 健【CT colonographyの現状と将来】

CT colonographyを用いたIBSの診断 臨床消化器内科 2014 ; 29(10): 1371-1378.

水上 健【過敏性腸症候群の病態と診療】

大腸画像検査を応用した過敏性腸症候群の診断と治療 消化器内科 2014; 59(3): 219-225

後記

當我在門診為腸躁症患者進行診療時，一開始患者們的表情都會非常凝重，但隨著治療的進行，大家的表情都會慢慢地變得開朗，診療室的氣氛也會漸漸改變。「這位患者原來是如此樂觀開朗的人啊！」前後轉變巨大到讓我吃驚的也大有人在。

那樣的時刻，我能夠充分感受到腸胃的問題，對於日常生活的影響真的非常巨大。

腹痛、腹瀉或是便秘等症狀，會讓生活變得相當辛苦。

對上班族來說，工作上的聚餐或應酬當然會帶來不便，另外像是出差、員工旅遊等等活動，更是必須強迫自己去面對，辛苦的程度不言可喻。另外還有些需要跑外勤的業務，而且有些工作是得在辦公室以外的地方完成的對吧。

學生也是如此，戶外教學、畢業旅行等，可能都沒辦法參加，有時候在上課過程中，甚至不得不跑出教室去解決生理需求。

然而，最令人感到煩悶的，莫過於私人的日常生活了。

沒辦法跟家人朋友一起去外面用餐或旅行，聊天聊到一半時不得不起身衝去廁所，各式各樣的狀況都會帶來麻煩，嚴重時還會影響到人際關係。

不過，就像本書所揭示的，無論是經過腹部的X光檢查，或是門診診斷，腸躁症是腹部的「體質」所引發的病症。並且時至今日，已經有適合這種「特殊」體質的特效藥，確認有效的治療方法也不少。甚至，患者還可以自己在家透過有效的改善方式來幫助自己。

腸躁症再也不是只能暗自忍耐，治療的過程也不再是極為辛苦的疾病了。

充分理解自己的狀況是腸胃的「體質」所造成，平常好好地和腸胃的「體質」和平共處，恢復快樂的生活一定指日可待。跟腸胃的「體質」和平共處絕對不是一件困難的事情。

這本書如果能對深受腸躁症所苦的患者有所幫助，並解決腸胃的相關問題，那對我來說就是最開心的事情了。

獨立行政法人日本國立醫院 久里濱醫療中心
水上 健醫師

國家圖書館出版品預行編目資料

過敏的腸子：日本大腸內視鏡權威醫師的大腸按摩法，徹底解決體質過敏問題 / 水上健著；李喬智譯. -- 初版. -- 新北市：世潮, 2017.10
面；　公分 -- (生活健康；B425)

ISBN 978-986-259-050-8(平裝)

1.胃腸疾病　2.按摩　3.健康法

415.55　　106015479

生活健康 B425

過敏的腸子——日本大腸內視鏡權威醫師的大腸按摩法，徹底解決體質過敏問題

作　　者／水上健
譯　　者／李喬智
主　　編／簡玉芬
責任編輯／陳文君
封面設計／鄧宜琨
出 版 者／世茂出版有限公司
地　　址／(231)新北市新店區民生路19號5樓
電　　話／(02)2218-3277
傳　　真／(02)2218-3239（訂書專線）、(02)2218-7539
劃撥帳號／19911841
戶　　名／世茂出版有限公司
世茂出版集團／www.coolbooks.com.tw
排版製版／辰皓國際出版製作有限公司
印　　刷／祥新印刷股份有限公司
初版一刷／2017年10月

I S B N／978-986-259-050-8
定　　價／280元